食事療法おいしく続けるシリーズ

おかずレパートリー 脂肪肝

非アルコール性脂肪肝炎 アルコール性肝炎

JN217329

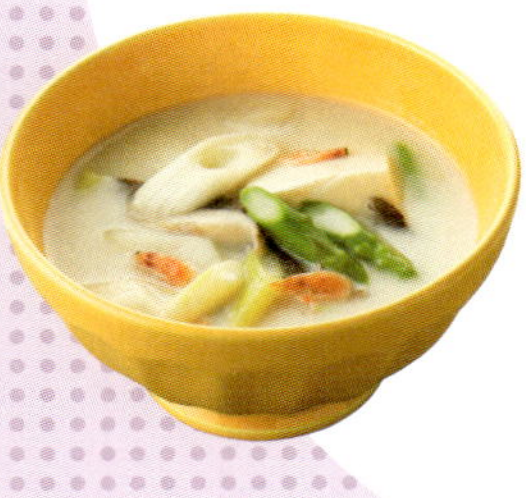

女子栄養大学出版部

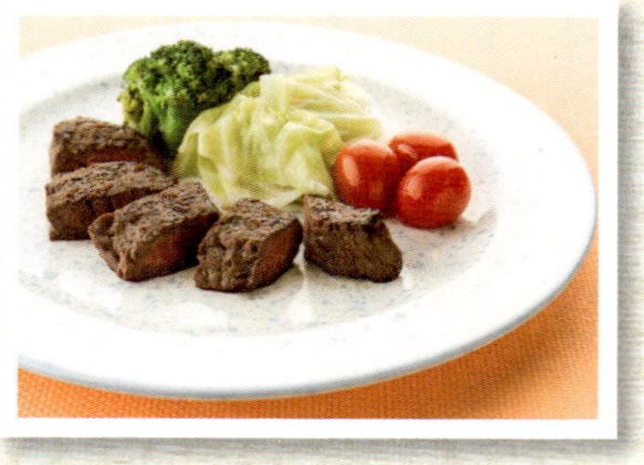

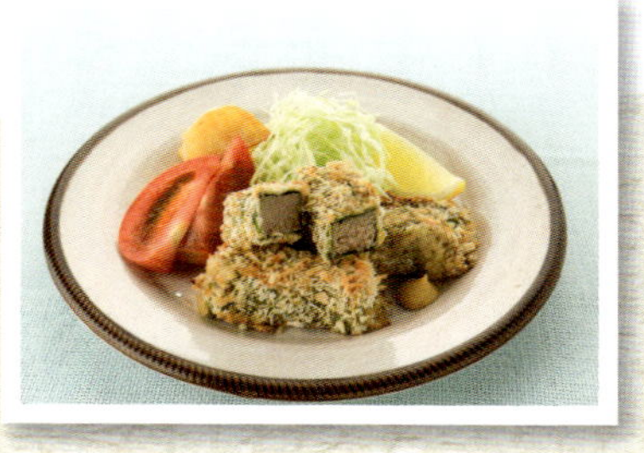

はじめに

医師から「食生活を見直してください」といわれてもピンとこないかたのために誕生した『食事療法　おいしく続けるシリーズ』。本書は、採血検査で肝機能が悪いとか、肝機能が低下していると指摘され、「脂肪肝」「非アルコール性脂肪肝炎（※ＮＡＳＨ《ナッシュ》）」「アルコール性肝炎」など肝臓の病気をかかえて食生活に悩んでいるかたに向けたレシピブックです。

患者さんの中には、ひと昔前の「1日30品目」が頭から離れなくて〝健康によい食事を〟と毎日心がけていながら、知らず知らずのうちに高エネルギー・高たんぱく質・高脂肪の食事になり、食べすぎが原因で脂肪肝になっていることもあります。

「食生活を改善しましょう」「適正なエネルギーをバランスよくとりましょう」といわれても、〝食生活のどこを直せばいいのかわからない〟というかたも多いのではないでしょうか。そんなかたのために、毎日の献立作りに役立つ、肝臓にやさしい主食、おかず、デザートをたっぷりと70品目紹介しています。

※ NASH=nonalcoholic steatohepatitis の略

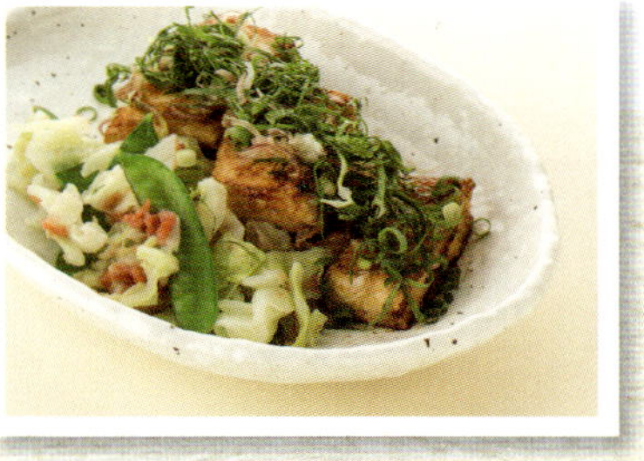

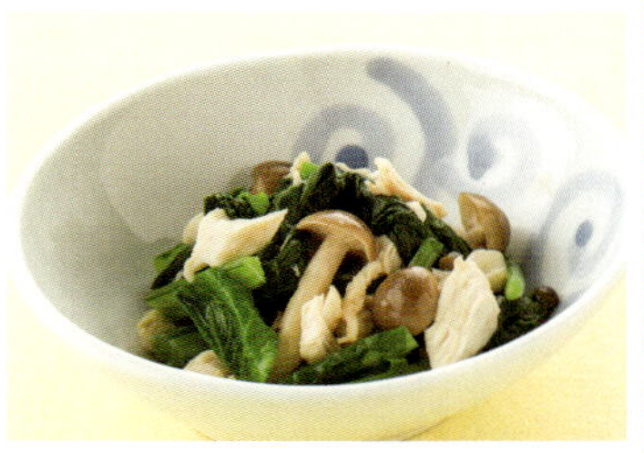

食事療法でたいせつなのは、長く続けられることです。本書で紹介するレシピは、エネルギー、脂質、塩分を控えつつも、食事の満足感を重視しています。野菜をたっぷり使って彩りを添えながらボリューム感を高め、調理法のくふうや香味野菜を利用して味にコク、風味を与えるなど、管理栄養士さんのアイデアがたくさん詰められています。食事療法なのに、こんなに豊かな食生活を送れるのかと驚かれるのではないでしょうか。

脂肪肝は生活習慣病の一つです。脂肪肝自体はけっして恐ろしい病気ではありませんが、肝臓だけでなく、心筋梗塞《こうそく》などの心疾患、脳卒中、がんのリスクが高まるのも、脂肪肝が長く続いている人です。脂肪肝の状態を見て見ぬふりをしていては、いつまでたってもよくなりません。まずは、本書のレシピを参考にのぞましい食生活に近づけていきましょう。おいしく食べ続けるうちに、肝臓を健康な状態に戻すことができます。そのお役に立てることが、私たちの願いです。

慶應義塾大学看護医療学部教授　**加藤眞三**

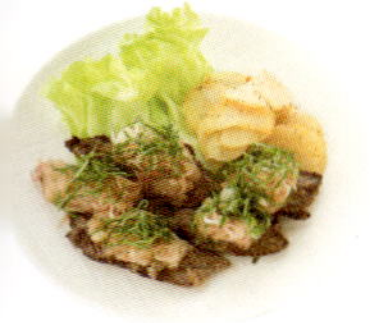

もくじ

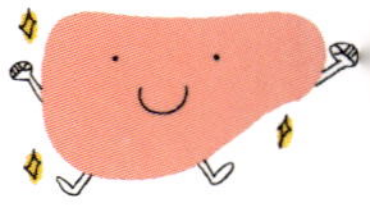

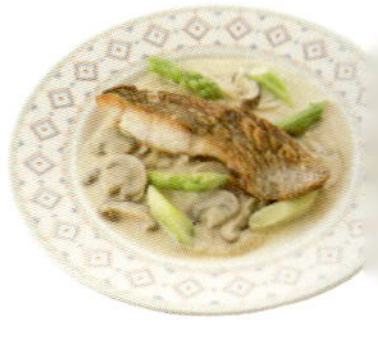

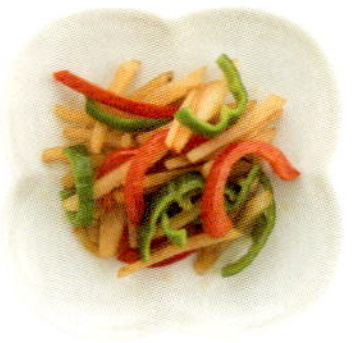

野菜のおかず

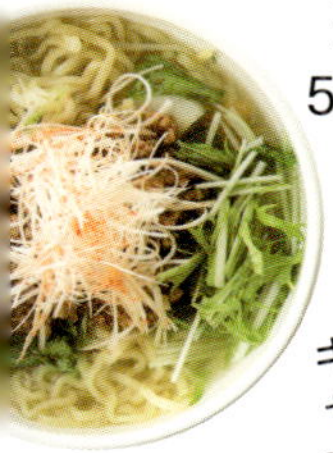

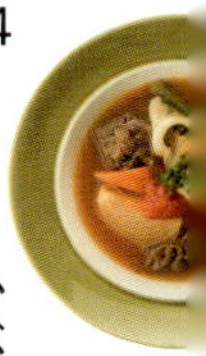

なべ・スープのおかず

ごはん・めん類

デザート

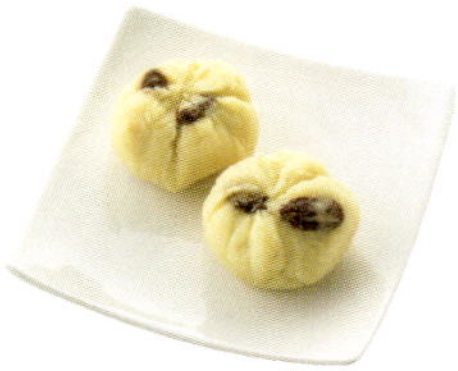
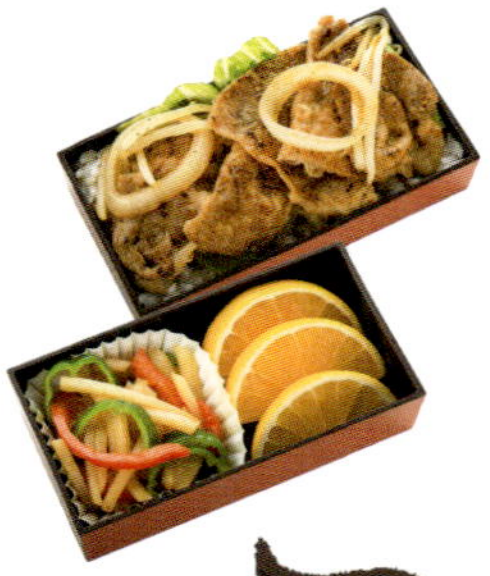
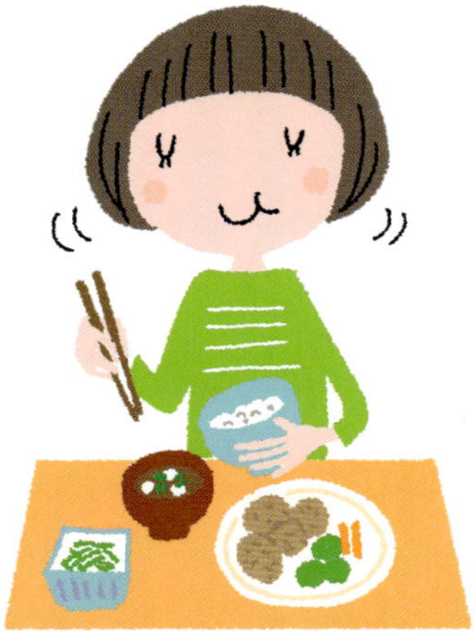
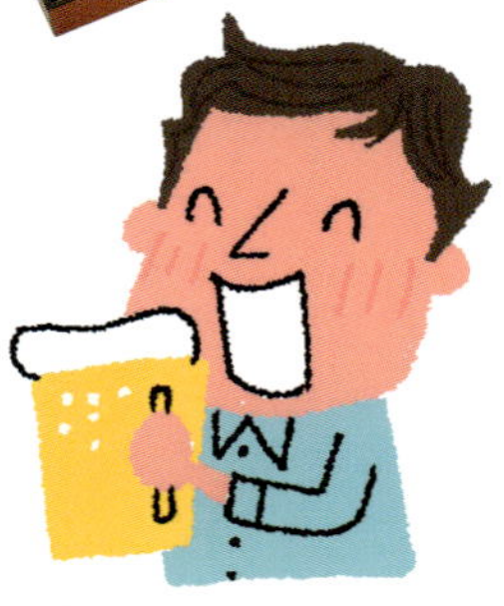
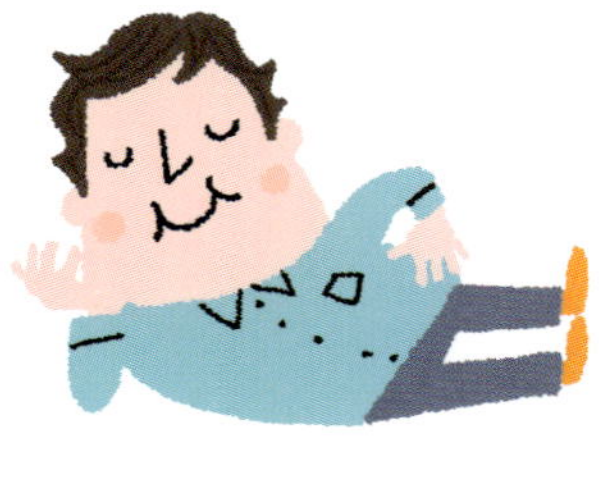

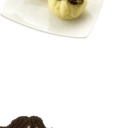

1章

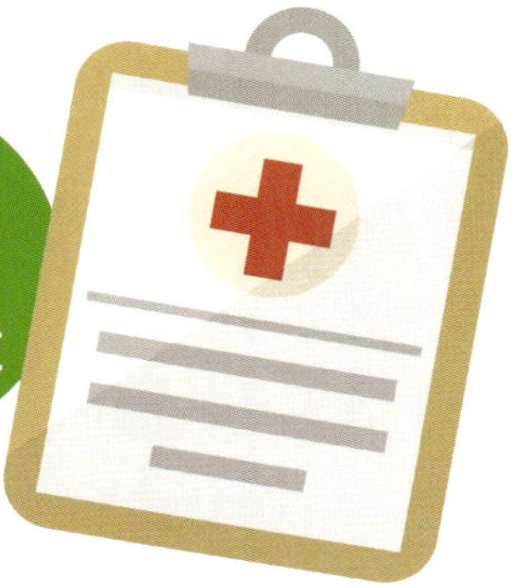

肝臓の病気の基礎知識

“ 健康診断で「肝機能異常」「脂肪肝」といわれたけれど、
痛くもかゆくもないからだいじょうぶだろう ”……
そんなふうに思っていませんか？　しかし「脂肪肝」は、
“ 食事や生活習慣を見直して！ ” という肝臓からのイエローカードです。
ほうっておくと肝炎、肝硬変、肝がんに進行してしまう恐れも。
早めのケアがたいせつです。まずは、肝臓の状態や改善方法など、
肝臓の病気の基礎知識をおさらいしましょう。

なぜ「脂肪肝」になるの？

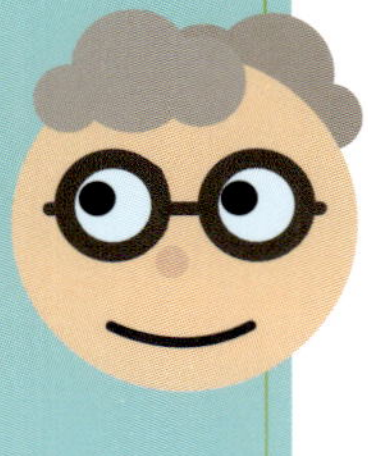

肝臓に中性脂肪が30％以上たまると・・・

肝臓は栄養素の代謝・貯蔵、有害物質の解毒、胆汁の生成・分泌《ぶんぴつ》などの役割を担っている重要な臓器。栄養素を数百種類もの酵素によって再合成する「体内の化学工場」です。

脂肪肝は、肝臓の細胞を中性脂肪の泡状のかたまりが30％以上占めてしまった状態です。肝細胞内に中性脂肪がたまりすぎてしまうと、肝臓の機能が低下したり、肝臓に炎症が生じる場合もあります。通常、目立った自覚症状はありませんが、脂肪肝のために疲れやすい、だるい、食後に眠くなるなどの症状が現われることもあります。

健康な肝臓

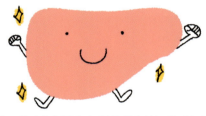

食べ物から摂取した栄養素を使いやすい形に変えたり、適度に貯蔵している。

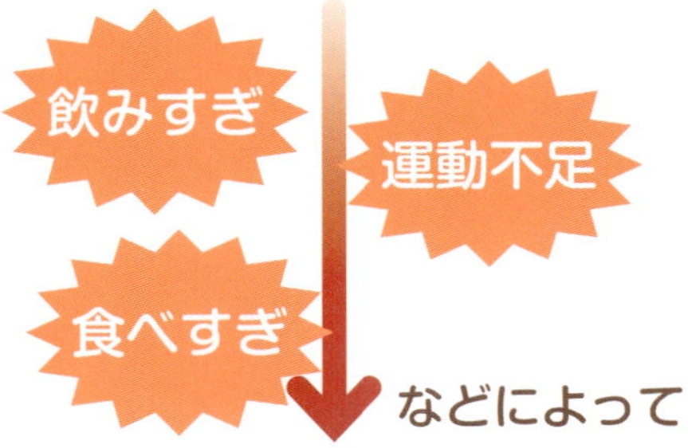

脂肪肝

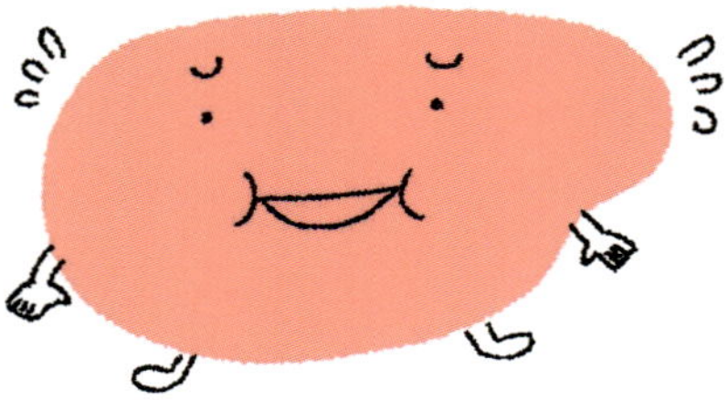

中性脂肪がどんどんたまって、肝臓の細胞の30%以上を中性脂肪が占めている状態。

お酒だけが原因ではない

アルコールはそれ自体が脂肪肝の原因になり、「アルコール性肝線維症」や「アルコール性肝炎」と悪化し、そのまま「肝硬変」へと進行するケースは珍しくありません。

非アルコール性脂肪肝炎

非アルコール性脂肪肝炎（NASH《ナッシュ》）の場合は肝臓に鉄を過剰に蓄積してしまい、鉄が悪影響をおよぼしている。

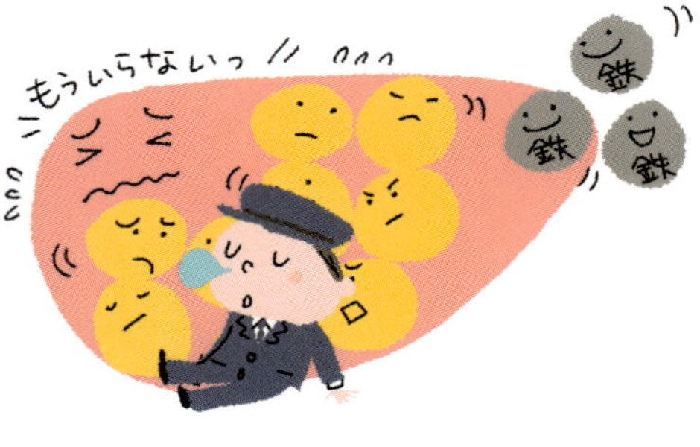

また、お酒を飲まなくても食べすぎなどによる肥満、糖尿病、脂質異常症などが原因で起こる「非アルコール性脂肪肝（NAFLD《ナッフルド》）」があります。NAFLDの一部は、炎症と線維化が進む「非アルコール性脂肪肝炎（※NASH《ナッシュ》）」になり、肝硬変、肝がんに移行する可能性が高いといわれています。NASHでは肝臓に鉄が過剰に沈着して活性酸素を発生させ、炎症を起こす一因となります。「脂肪肝」は肝臓からのイエローカード。重症化する前に早期発見、早期治療がたいせつです。

基準値との大幅な差や急な変化に注意！

血液検査の中に肝機能検査の項目があり、AST、ALT、γ《ガンマ》-GTPなどを測定します。その数値が基準値からはずれているときに「肝機能異常」と判断されます。基準値は、健康な人の95%が入る範囲として決められているため、健康であっても5%の人は基準値から少々はずれてしまうものなのです。問題なのは、基準値との差が大きいときや、基準値内であっても前年までの数値に比べて大きく変化した場合。たとえば10U／L以上高くなっていたら、脂肪肝も疑って精密検査を受けることをおすすめします。超音波検査、CTスキャンなどの画像検査により、早期に脂肪肝と診断することができます。

肝機能がわかる検査項目はコレ！

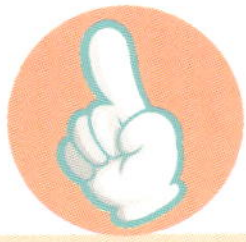

AST（GOT）

基準値：10～35U/ L

ALT（GPT）

基準値：5～40U/ L

ASTもALTも肝臓に多く含まれる酵素。肝臓の細胞がこわされると、血液中に漏れ出すために数値が高くなります。基準値以上の場合は「肝機能異常」と診断されます。

アルコール性の脂肪肝では

AST>ALT

肥満による脂肪肝では

AST<ALT

γ《ガンマ》-GTP

基準値：10～90U/L（男性）
5～40U/L（女性）

アルコールを飲みすぎると、数値が高くなります。AST、ALTとセットで数値が高い場合は、脂肪肝やアルコール性肝炎が疑われます。胆石や膵疾患、薬の影響などで数値が上がる場合もあります。

（慶應義塾大学病院　基準範囲より）

※ NASH=nonalcoholic steatohepatitis の略

脂肪肝を克服して肝機能を改善！

脂肪肝は肝炎、肝硬変、肝がんと進むことに

以前は軽視されていましたが、脂肪肝は肝炎、肝硬変、肝がんへと進行する恐れがある“怖い状態”です。脂肪肝によって肝臓に炎症が起こると「肝炎」に。これが慢性化して肝細胞の破壊と再生がくり返されると、肝細胞が線維に置きかわります。線維が増えると肝臓がかたくなり、肝臓が本来持っている機能を果たせなくなります。そのような状態が「肝硬変」です。さらに命にもかかわる「肝がん」に発展することも。また、心疾患や脳卒中などさまざまな病気のリスクを高めることもわかってきました。

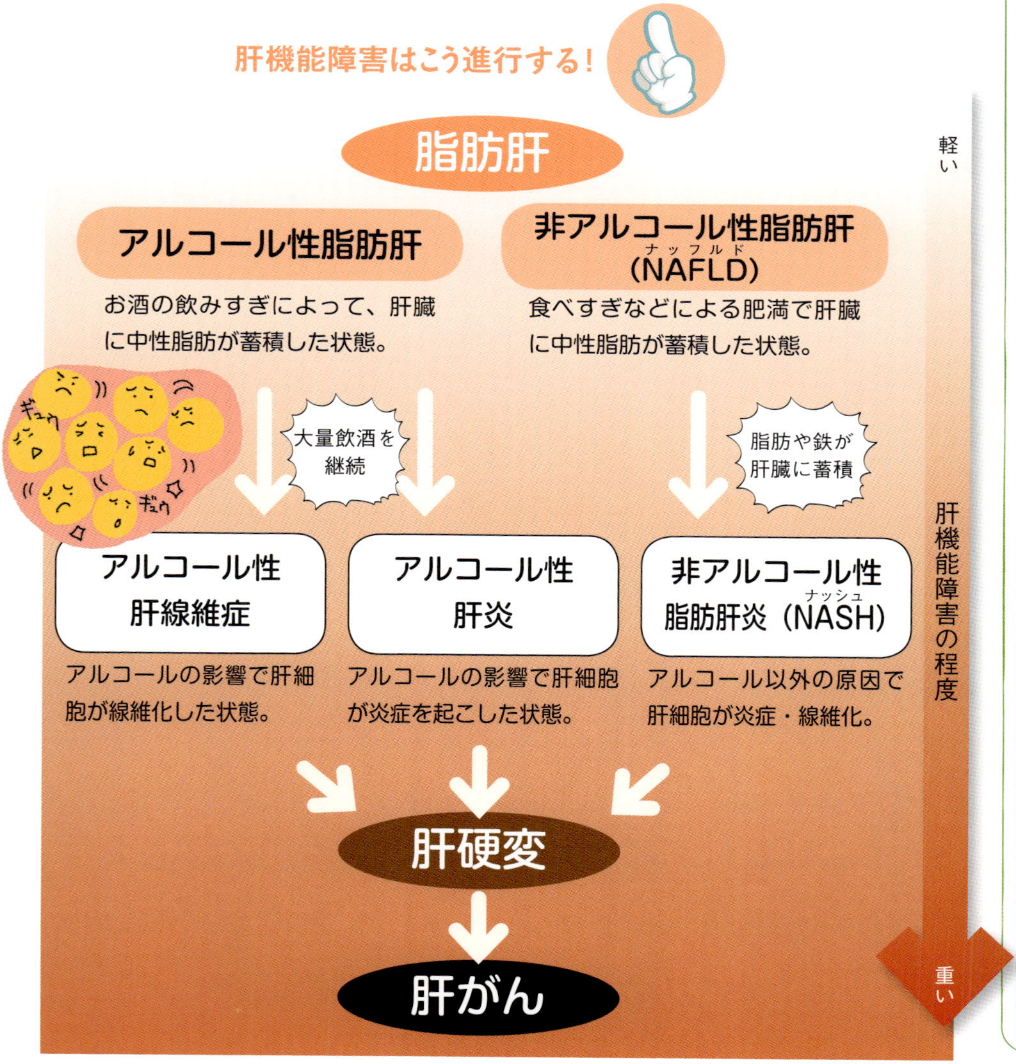

肝機能障害はこう進行する！
脂肪肝
アルコール性脂肪肝
お酒の飲みすぎによって、肝臓に中性脂肪が蓄積した状態。
非アルコール性脂肪肝（NAFLD《ナッフルド》）
食べすぎなどによる肥満で肝臓に中性脂肪が蓄積した状態。
大量飲酒を継続
脂肪や鉄が肝臓に蓄積
アルコール性肝線維症
アルコールの影響で肝細胞が線維化した状態。
アルコール性肝炎
アルコールの影響で肝細胞が炎症を起こした状態。
非アルコール性脂肪肝炎（NASH《ナッシュ》）
アルコール以外の原因で肝細胞が炎症・線維化。
肝硬変
肝がん
軽い
肝機能障害の程度
重い

肥満の解消が最速・最善の解決策

食事でとった脂質は小腸で吸収され、肝臓でコレステロール、リン脂質、中性脂肪に分解されます。糖質はブドウ糖などに分解され、小腸から吸収されたあと、肝臓でグリコーゲンに合成され、あまりは中性脂肪として蓄えられます。摂取エネルギーが消費エネルギーを上まわれば、太ってしまうのはあたりまえ。消化しきれなかった脂質や糖質は中性脂肪として肝臓に蓄積されてしまいます。脂肪肝を改善するにはまず〝太っている状態＝肥満〟を解消することが最もたいせつです。

減量の目安となるのがBMI※。〔体重（kg）〕÷〔身長（m）×身長（m）〕で算出し、肥満の人は25以下を目標にします。1つでも下げることを目指しましょう。

脂肪肝は生活習慣病です。食べすぎ・飲みすぎによって肝臓に中性脂肪が蓄積し、これに運動不足が加わると中性脂肪を利用することができなくなり、たまる一方。食事、飲酒、運動習慣の見直しが必要です。

食事の改善のポイントは12ページでくわしく解説し、脂肪肝改善のためのレシピは第2章で紹介します。

飲酒については、適量の飲酒は心疾患や脳卒中、糖尿病などを改善する効果があるので、まったく飲まないほうがよいというわけではありません。13ページの基本ルールを守って、大量に飲むのは控えましょう。

運動習慣とは、スポーツをすることだけを指しているのではありません。日常生活の中で体を動かすことがたいせつです。くわしくは18ページで解説しています。

脂肪肝改善の3つのポイント

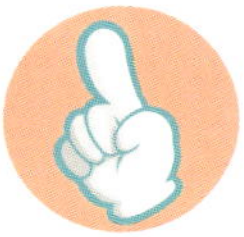

脂肪肝に特効薬はありませんが、生活習慣を改善することで脂肪肝も改善できます。「食事」「運動」、飲みすぎの人は「飲酒」を改めましょう。

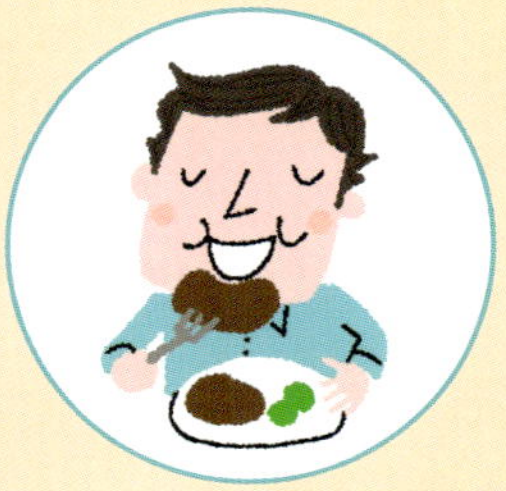

食事

脂肪肝の多くは「食べすぎ」が原因です。とくに脂肪と糖分はとりすぎないように。

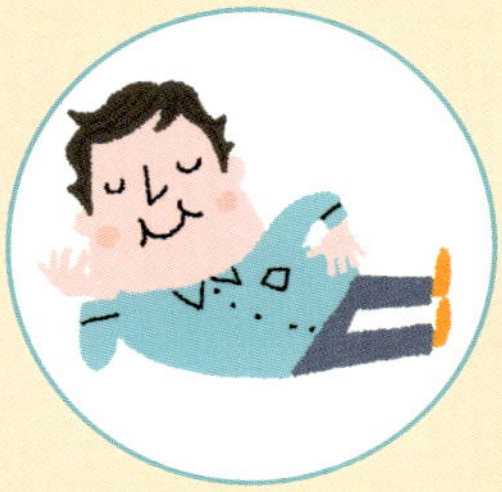

運動

スポーツをすることだけでなく、日常生活の中で体を動かすことを心がけましょう。

飲酒

「飲みすぎ」も脂肪肝の原因の1つ。適量の飲酒を心がけ、おつまみにも要注意！

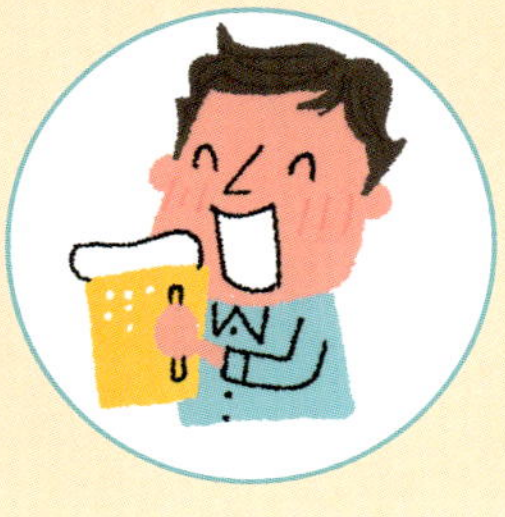

※ BMI（体格指数）=Body Mass Index の略。BMI=22 を基準とし、18.5 未満を低体重、18.5 以上 25 未満を普通体重、25 以上を肥満と判定する。

食事で改善！9つの基本ルール

「高脂肪・高エネルギー食」から「健康栄養バランス食」へ

ひと昔前は食事が不充分で、栄養素のなにかが足りないことが問題だった時代の「欠乏の栄養学」。現代は、食べたいものがなんでも手に入るために、食べすぎで栄養バランスの悪い食事が問題となっている「飽食の栄養学」の時代へと大きく変化しています。

それなのに「欠乏の栄養学」の〝1日30品目〟が今も頭にしみ込んでいて、健康のためにと多くの食品をとってしまい、かえって健康を害している場合が少なくありません。エネルギー、脂質、たんぱく質をとりすぎて「高脂肪・高エネルギー食」になり、脂肪肝の原因になっている恐れもあります。

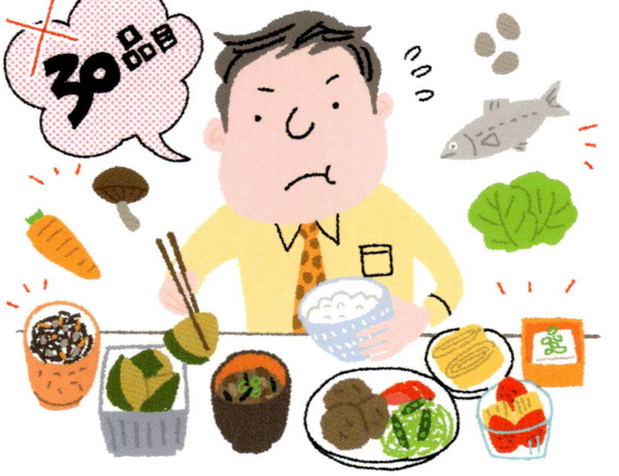

理想は「バランスのよい食事」です。そういわれても、イメージする食事内容は人によってそれぞれ違います。この本のレシピを見ながらバランス感覚を養いましょう。まず、適正体重を知って、それから算出する適正なエネルギーを摂取することから始めましょう。

脂肪肝の人は、肥満を判定する指標「BMI」を22として、身長から適正体重を計算します。1日に食べる適正エネルギー量は「適正体重（kg）×25〜30（kcal）」が目安です。具体的な食事の基本ルールは、次ページからくわしく紹介します。

1日の適正エネルギーをチェック！

①適正体重を計算する

身長（m）×身長（m）×22（BMI）

＝□（kg）

②適正体重から適正エネルギーを計算する

適正体重（kg）×25〜30（kcal）※

＝□（kcal）

※デスクワークが多い人や主婦など活動量が少ない人は25、活動量が普通で立ち仕事が多い人は30をかけます。

・肥満の判定基準は「BMI25以上」ですが、脂肪肝の人は「BMI22」を目標にし、適正体重、適正エネルギーを計算します。

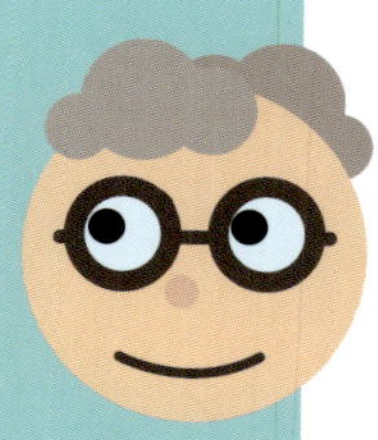

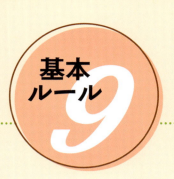

基本ルール9

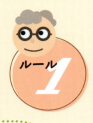

ルール1 食べる量を2割減らす

脂肪肝の多くは「食べすぎ」が原因です。加齢とともに基礎代謝量、運動量が減るのに、若いころと食事量が変わらないので肥満、そして脂肪肝に。まず食べる量を今より２割減らすことから始めてみてください。

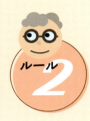

ルール2 脂質の多い食品を避ける

脂質の多い食事はエネルギー過剰になりがちです。脂質は適正エネルギーの25％未満におさえましょう。牛肉、豚肉は脂質の少ないヒレ肉、もも肉を選び、揚げ物、マヨネーズ、乳製品は控え、スナック菓子は極力食べないように。

脂質は適正エネルギーの25％未満に

【例：適正エネルギー※が1600kcal の場合】
※ 12 ページ参照

1600×25％＝400kcal

脂質は１g あたり９kcal なので

400÷９ kcal≒44g

１日の脂質量は 44g 未満に。油は１日に大さじ１（12g）程度が目安です。

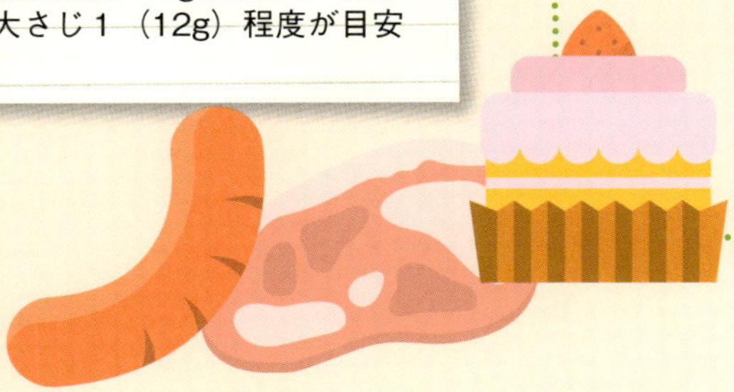

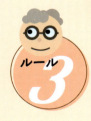

ルール3 アルコールは1週間の平均を「適量以下」にする

お酒は適量を守ることが最もたいせつです。適量とは「アルコール量が男性 40g 以下、女性 20g 以下」。アルコール量はお酒の種類によって異なります。自分がよく飲むお酒の適量を知っておきましょう（右記参照）。飲酒のルールを守れないなら断酒することをおすすめします。

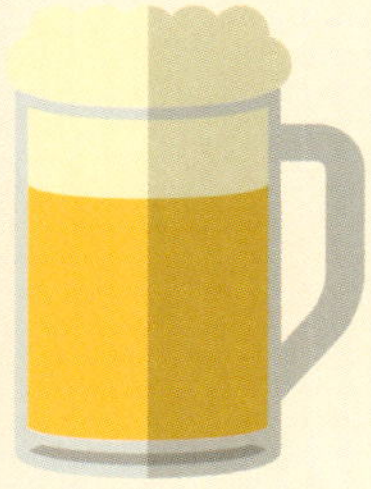

アルコール20gのお酒の量

- ●ビール（アルコール度数4.5％）
  大びん１本（633mℓ）
- ●日本酒（アルコール度数15％）
  １合（180mℓ）
- ●ワイン（アルコール度数12％）
  グラス２杯（200mℓ）
- ●焼酎（アルコール度数25％）
  お湯割り１杯（ストレートで110mℓ）
- ●ウイスキー（アルコール度数40％）
  ダブル１杯（60mℓ）

・アルコール量＝酒量（mℓ）×〔度数（％）÷100〕×0.8

ルール 4 清涼飲料水、果物はとりすぎに注意！

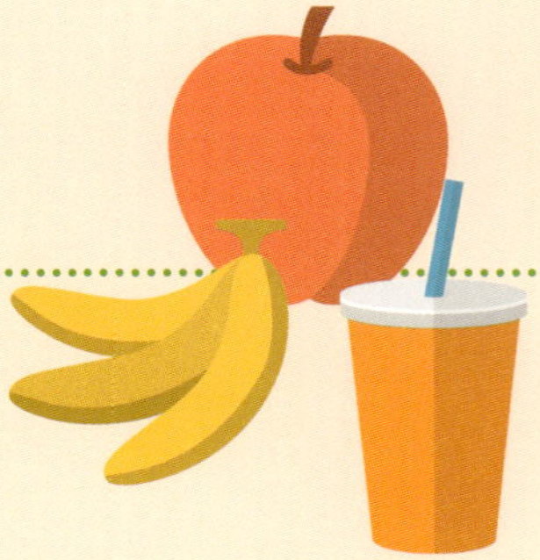

身近な清涼飲料水や缶コーヒーですが、200mℓの飲料なら20g、300mℓなら35gの砂糖※が入っています。砂糖の目安量は1日20gなので、飲料は飲みすぎに注意しましょう。また、健康によさそうな果物には果糖が多く、脂肪肝を招きやすいので、とりすぎには注意が必要です。

※砂糖ではなく果糖液糖の場合もある。

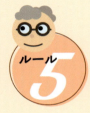

ルール 5 ごはんやパン、めん類などの炭水化物は適切な量をとる

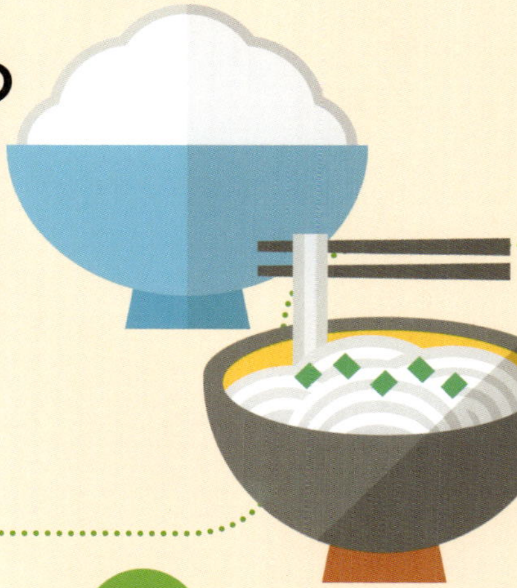

炭水化物は体にとってたいせつなエネルギー源です。極端に制限して血液中のブドウ糖が不足して低血糖になると、めまい、疲労感、意識を失うなど健康を害することもあるので適切な量をとりましょう。

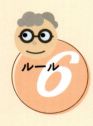

ルール 6 野菜を意識してとる

ビタミン、ミネラル、食物繊維が豊富な野菜。さまざまな彩りの野菜を組み合わせて、しっかりと補いましょう。また野菜はよい腸内細菌叢《さいきんそう》（腸内にすみついている細菌の集まり）を作り、肥満や生活習慣病予防にも役立ちます。

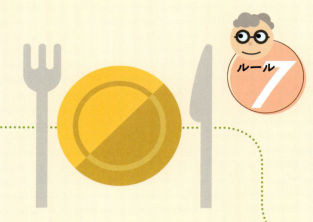

ルール7　1日、1週間でバランスをとればOK

毎日規則正しく、栄養バランスのよい食事を毎食とることはむずかしい場合もあります。脂肪肝の食事療法は続けることがたいせつです。１日のトータルで、または１週間のトータルでバランスをとることを考えましょう。

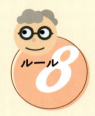

ルール8　早食いはNG！ゆっくり噛《か》んで食べる

早食いすると、満腹を感じさせる血糖値の上昇が不充分なうちにどんどん食べてしまうために、どうしても食べすぎてしまいます。一口20回噛むことを目標にしてゆっくり食べると、食べすぎを防ぐことができます。

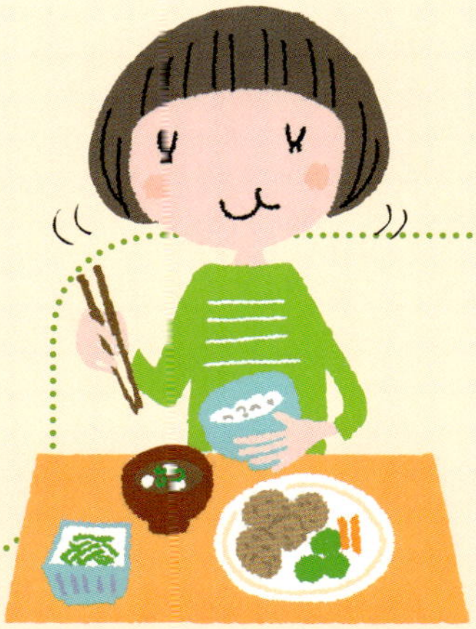

NASH《ナッシュ》の人は鉄制限を！

非アルコール性脂肪肝炎（NASH）の人は、肝臓に鉄が蓄積するのを避けるために鉄は１日６ mg以下を目安にします。動物性食品に含まれるヘム鉄は吸収率がよいので、肉、赤身の魚、貝類、小魚は控えめに。豆類、海藻、野菜などに含まれる非ヘム鉄は吸収が悪いのでそれほど意識しなくてもOK。

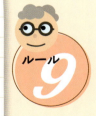

ルール9　1日3食を基本に自分に合ったスタイルで

食事の回数を減らすと間食やまとめ食いをしてエネルギー過剰になりがち。１日３食が基本ですが、適正エネルギーの範囲内で自分の生活スタイルに合ったバランスを見つけることがたいせつです。ただし、夜遅い食事は肥満につながりやすいので注意を。

脂肪肝の改善におすすめの献立例

1食600kcal以内、1日1700kcal前後

脂肪肝の予防・改善のための「バランスよく栄養やエネルギーがとれる」献立例です。ごはん、パン、めんなどの主食は1食250kcal程度に、肉、魚、卵、大豆製品などたんぱく質を使った主菜（メーンのおかず）も250kcal前後が目安です。主菜にも副菜（サブのおかず）にも野菜やきのこ、海藻を使い、合わせて1日350gとるのが理想です。

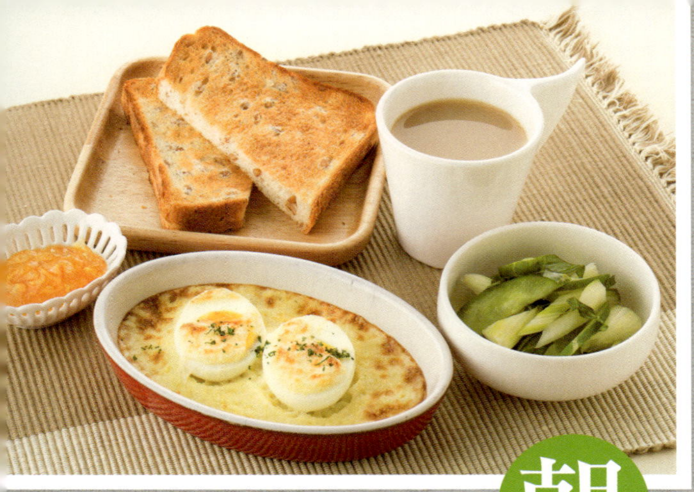

朝

- 卵グラタン（45ページ）
- きゅうりとセロリの簡単ピクルス（51ページ）
- トースト 4枚切り1枚 90g
- マーマレードジャム 20g
- ミルクティー（紅茶 ½ カップ、低脂肪牛乳 ½ カップ）

エネルギー	498 kcal
たんぱく質	19.8 g
脂質	11.9 g
食塩相当量	2.4 g

point ごはんの目安量は150g（茶わんに軽く1杯）ですが、パンは90g程度。4枚切りでは1枚、6枚切りでは1枚半、8枚切りなら2枚です。

昼

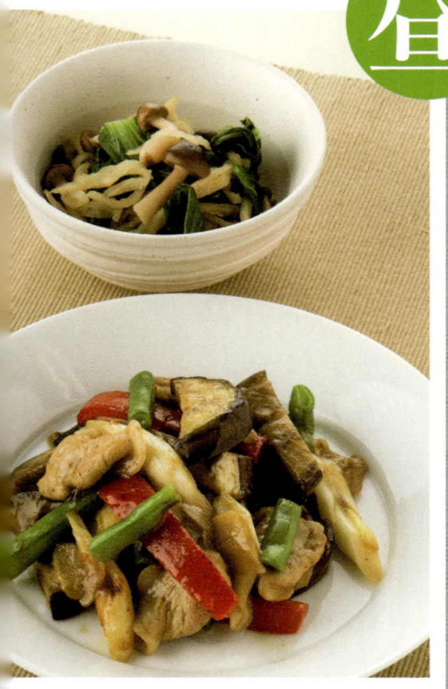

- 豚肉となす、パプリカのカレー風味（28ページ）
- 切り干し大根の煮浸し（50ページ）
- ごはん 150g
- 果物（キウイフルーツ 30g、りんご 50g）

エネルギー	555 kcal
たんぱく質	26.4 g
脂質	10.5 g
食塩相当量	2.0 g

point 副菜に加え、主菜にも野菜を使って、野菜をたっぷりとりましょう。果物には果糖が多いので、1日150gくらいが目安です。

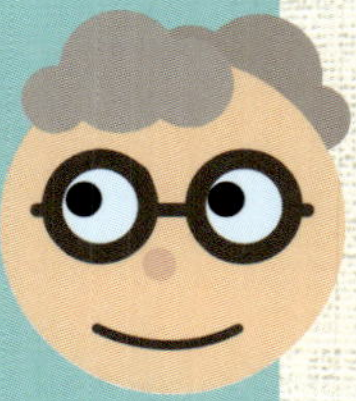

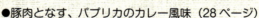

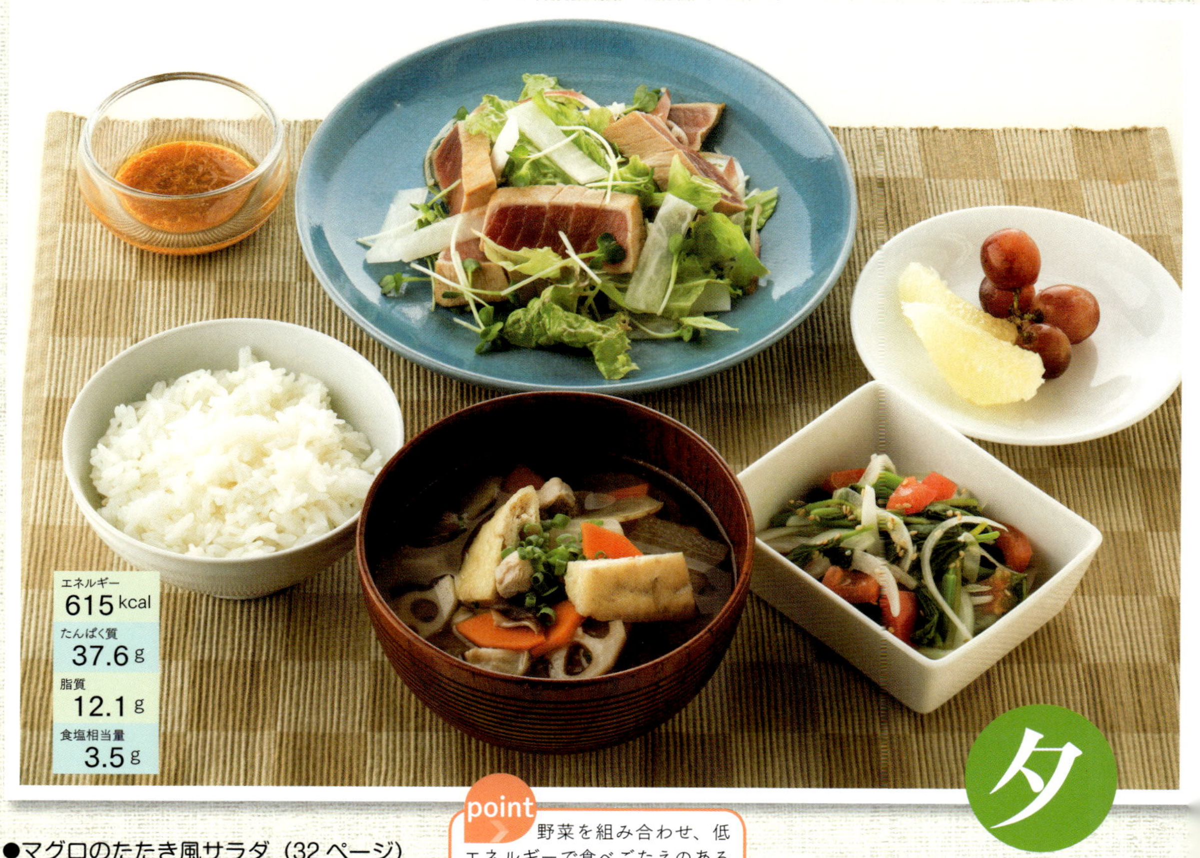
エネルギー
615 kcal
たんぱく質
37.6 g
脂質
12.1 g
食塩相当量
3.5 g
夕

point
野菜を組み合わせ、低エネルギーで食べごたえのある主菜を選びましょう。あえ物、汁物で野菜をさらに補う献立です。

- ●マグロのたたき風サラダ（32 ページ）
- ●モロヘイヤのごま酢あえ（55 ページ）
- ●実だくさん汁（61 ページ）
- ●ごはん 150g
- ●果物（ぶどう 30g、グレープフルーツ 40g）

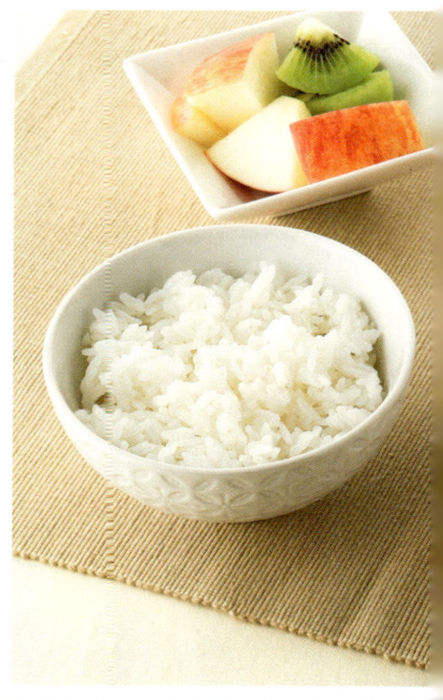

一日のトータル

エネルギー　1668kcal
たんぱく質　83.8g
脂質　34.5g
食塩相当量　7.9g

脂肪肝にやさしいレシピは 22 ～ 77 ページで紹介しています。

運動編

生活を見直して、脂肪肝をリセット

"動くこと"を意識して脂肪をためない体に

私たちが生きていくために運動をしなくても必ず使っている「基礎代謝量」。1日の総消費エネルギーの約60%を占めています。そのうち、安静時のエネルギー消費が最も多いのが筋肉、そして肝臓、脳と続きます。食べると眠くなって横になってしまう、休日は家でゴロゴロ過ごしている……そんな生活を続けていると、筋肉が減って基礎代謝量も下がり、脂肪がたまりやすい体になってしまいます。

食事療法に加え、適度な運動をとり入れて筋肉を増やすことで基礎代謝量が多くなり、効率よく体重を落とすことができます。運動する習慣がない人は軽い運動から始めましょう。ウォーキングなら特別な道具も必要なく、いつでもどこでも気軽にできます。背筋を伸ばし、いつもより広めの歩幅で歩くと全身の筋肉をまんべんなく使うので、効率よく消費エネルギーを増やすことができます。1日8000歩が目標ですが、まずはそれまでの「20%増し」の歩数から始めてみましょう。

また最近、肥満、生活習慣病対策に「非運動性活動熱産生（NEAT《ニート》）」が注目されています。日常生活で"動くこと"を意識すると、消費エネルギーが上がり、肥満予防や減量に役立つと期待されています。運動が苦手でも、これならだれでもすぐに始められます。

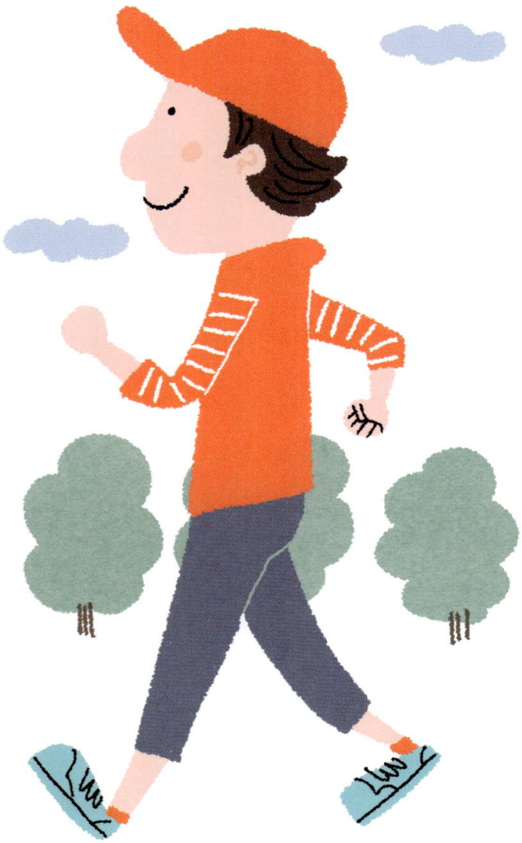

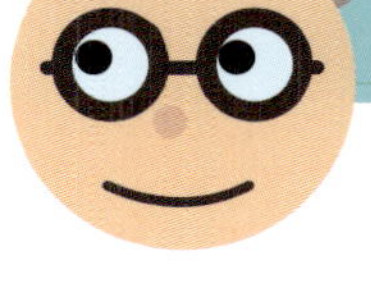

脂肪肝をリセットする運動ポイント6

ポイント1 コツコツ歩いてウォーキング貯金

エスカレーターではなく階段を使う、通販生活やネットショッピングを卒業してウインドーショッピングを楽しむ、車での買い物では入り口からいちばん遠いところに駐車する……コツコツ歩いて歩数を貯金しましょう。

ポイント2 テキパキ動いて消費エネルギーアップ

だらだらと歩くよりもさっそうと歩くほうが消費エネルギーが3倍になるといわれています。仕事も家事もテキパキ動けば、消費エネルギーも仕事の効率もアップします。

ポイント3 家事はオーバーアクションで

掃除機かけや風呂掃除などの家事や日常の動作も、手足を大きく動かして行なうと、消費エネルギーが増えます。ぞうきんがけも、立ったりすわったりが多いのでよい運動です。

ポイント4 体重や運動量を記録する

毎日、体重を量って増減をチェック。最近では、歩数計や心拍計など身につける端末とスマートフォンを連携し、運動量を簡単に記録することができます。結果が見えると励みになります。

ポイント5 楽しめる運動を見つける

「運動しなければ」という義務感ではなく、楽しみながらできる運動であれば継続できます。水泳でもテニスでもなんでもかまいません。楽しみながらできる運動をご自分で見つけてください。

ポイント6 1週間でつじつまを合わせる

平日に時間がないのであれば、週末に少し遠くにハイキングしてもよいですし、天気や体調が悪い日には休んでもかまいません。1週間のトータルでつじつまを合わせるなど、続けられるルールを決めましょう。

本書の使い方

1人分のエネルギー、脂質、塩分を紹介しています。くわしくは「栄養成分値一覧」（90 ～ 94 ページ）を参照してください。

メーンとなる食材別（肉、魚、豆腐・卵、野菜）のおかず、なべ・スープ、ごはん・めん類、デザートを紹介しています。

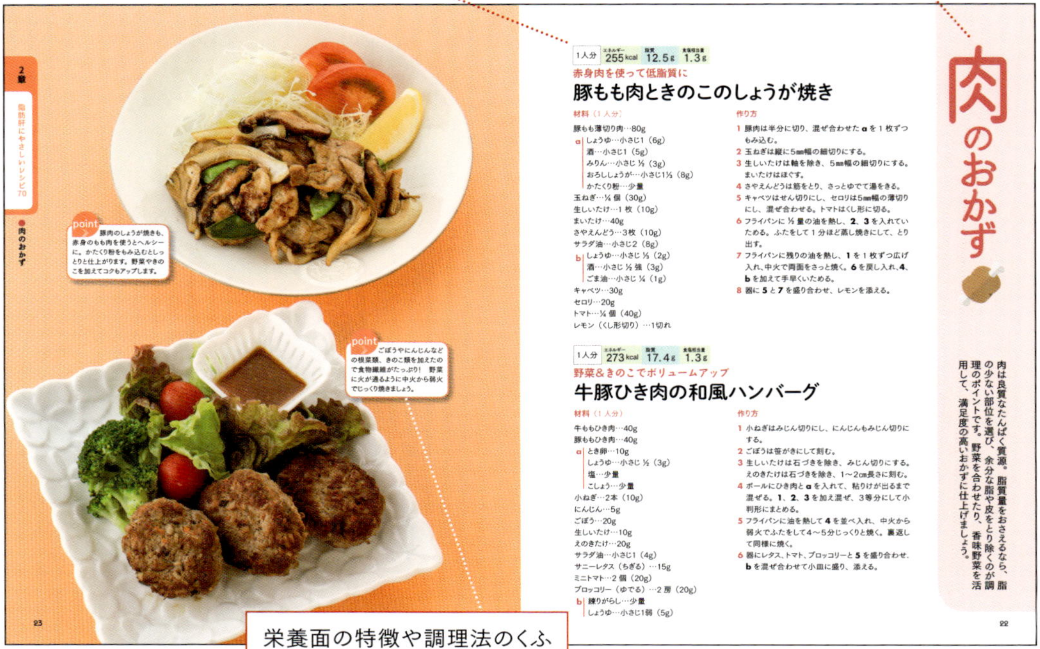

2章

脂肪肝にやさしいレシピ70

●肉のおかず

point 豚肉のしょうが焼きも、赤身のもも肉を使うとヘルシーに。かたくり粉をもみ込むとしっとりと仕上がります。野菜やきのこを加えてコクもアップします。

point ごぼうやにんじんなどの根菜類、きのこ類を加えたので食物繊維がたっぷり！　野菜に火が通るように中火から弱火でじっくり焼きましょう。

23

1人分　エネルギー 255kcal　脂質 12.5g　食塩相当量 1.3g

赤身肉を使って低脂質に

豚もも肉ときのこのしょうが焼き

材料（1人分）

豚もも薄切り肉…80g

a しょうゆ…小さじ1（6g）
酒…小さじ1（5g）
みりん…小さじ ½（3g）
おろししょうが…小さじ1⅓（8g）
かたくり粉…少量

玉ねぎ…¼ 個（30g）
生しいたけ…1 枚（10g）
まいたけ…40g
さやえんどう…3枚（10g）
サラダ油…小さじ2（8g）

b しょうゆ…小さじ ⅓（2g）
酒…小さじ ½ 強（3g）
ごま油…小さじ ¼（1g）

キャベツ…30g
セロリ…20g
トマト…¼ 個（40g）
レモン（くし形切り）…1切れ

作り方

1 豚肉は半分に切り、混ぜ合わせた a を 1 枚ずつもみ込む。
2 玉ねぎは縦に5mm幅の細切りにする。
3 生しいたけは軸を除き、5mm幅の細切りにする。まいたけはほぐす。
4 さやえんどうは筋をとり、さっとゆでて湯をきる。
5 キャベツはせん切りにし、セロリは5mm幅の薄切りにし、混ぜ合わせる。トマトはくし形に切る。
6 フライパンに ½ 量の油を熱し、2、3 を入れていためる。ふたをして 1 分ほど蒸し焼きにして、とり出す。
7 フライパンに残りの油を熱し、1 を 1 枚ずつ広げ入れ、中火で両面をさっと焼く。6 を戻し入れ、4、b を加えて手早くいためる。
8 器に 5 と 7 を盛り合わせ、レモンを添える。

1人分　エネルギー 273kcal　脂質 17.4g　食塩相当量 1.3g

野菜＆きのこでボリュームアップ

牛豚ひき肉の和風ハンバーグ

材料（1人分）

牛ももひき肉…40g
豚ももひき肉…40g

a とき卵…10g
しょうゆ…小さじ ½（3g）
塩…少量
こしょう…少量

小ねぎ…2本（10g）
にんじん…5g
ごぼう…20g
生しいたけ…10g
えのきたけ…20g
サラダ油…小さじ1（4g）
サニーレタス（ちぎる）…15g
ミニトマト…2 個（20g）
ブロッコリー（ゆでる）…2 房（20g）

b 練りがらし…少量
しょうゆ…小さじ1弱（5g）

作り方

1 小ねぎはみじん切りにし、にんじんもみじん切りにする。
2 ごぼうは笹がきにして刻む。
3 生しいたけは石づきを除き、みじん切りにする。えのきたけは石づきを除き、1～2cm長さに刻む。
4 ボールにひき肉と a を入れて、粘りけが出るまで混ぜる。1、2、3 を加え混ぜ、3等分にして小判形にまとめる。
5 フライパンに油を熱して 4 を並べ入れ、中火から弱火でふたをして4～5分じっくりと焼く。裏返して同様に焼く。
6 器にレタス、トマト、ブロッコリーと 5 を盛り合わせ、b を混ぜ合わせて小皿に盛り、添える。

肉のおかず

肉は良質なたんぱく質源。脂質量をおさえるなら、脂の少ない部位を選び、余分な脂や皮をとり除くのが調理のポイントです。野菜を合わせたり、香味野菜を活用して、満足度の高いおかずに仕上げましょう。

22

栄養面の特徴や調理法のくふうなどを紹介しています。調理の際に活用して脂肪肝の改善に役立ててください。

「料理レシピ」「栄養成分表示」の見方

- レシピの分量は、基本的に正味重量（下処理したあとの口に入る重さ）で示しています。
- 調味料は塩＝精製塩、砂糖＝上白糖、酢＝穀物酢、しょうゆ＝濃い口しょうゆ、みそ＝淡色辛みそや赤色辛みそを使っています。
- 1カップは 200mℓ、大さじ1は 15mℓ、小さじ1は5mℓ、ミニスプーン1は1mℓです。
- フライパンはフッ素樹脂加工のものを使用しました。
- 電子レンジは 600W のものを使用しました。お使いの電子レンジの W 数がこれより小さい場合は加熱時間を長めに、大きい場合は短めにして、様子を見ながら加減してください。
- 「食塩相当量」は「ナトリウム」の量を「食塩（塩化ナトリウム）」に換算した量です。

ミニスプーン
（実物大）

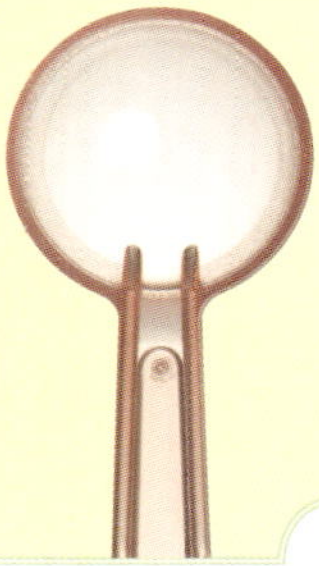

2章

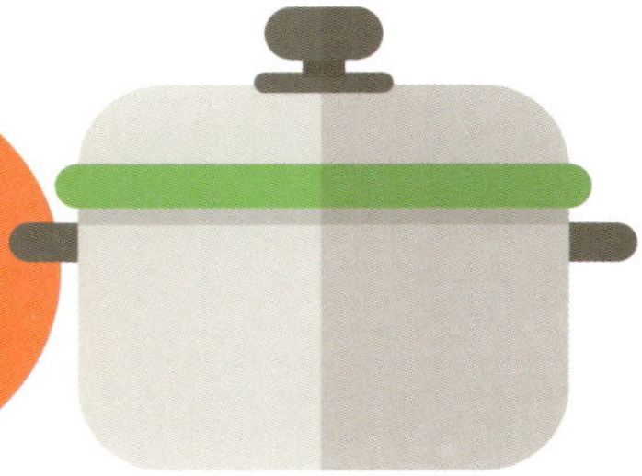

脂肪肝にやさしいレシピ70

「バランスよく適量を食べる」といわれても、なにをどれくらい
食べればいいのか、ピンとこない人も多いのではないでしょうか。
「これはだめ」「こうしなければ」と窮屈に考えていると、
結局めんどうになって長続きしません。
脂肪肝を改善するには、継続することがたいせつです。
食事を楽しみながら健康な状態にリセットするレシピをたっぷりとご紹介します。
日々の献立作りにぜひ活用してください。

1人分	エネルギー	脂質	食塩相当量
	255 kcal	12.5 g	1.3 g

赤身肉を使って低脂質に

豚もも肉ときのこのしょうが焼き

材料（1人分）

豚もも薄切り肉…80g
a しょうゆ…小さじ1（6g）
　酒…小さじ1（5g）
　みりん…小さじ½（3g）
　おろししょうが…小さじ1⅓（8g）
　かたくり粉…少量
玉ねぎ…¼個（30g）
生しいたけ…1枚（10g）
まいたけ…40g
さやえんどう…3枚（10g）
サラダ油…小さじ2（8g）
b しょうゆ…小さじ⅓（2g）
　酒…小さじ½強（3g）
　ごま油…小さじ¼（1g）
キャベツ…30g
セロリ…20g
トマト…¼個（40g）
レモン（くし形切り）…1切れ

作り方

1 豚肉は半分に切り、混ぜ合わせたaを1枚ずつもみ込む。
2 玉ねぎは縦に5㎜幅の細切りにする。
3 生しいたけは軸を除き、5㎜幅の細切りにする。まいたけはほぐす。
4 さやえんどうは筋をとり、さっとゆでて湯をきる。
5 キャベツはせん切りにし、セロリは5㎜幅の薄切りにし、混ぜ合わせる。トマトはくし形に切る。
6 フライパンに½量の油を熱し、**2**、**3**を入れていためる。ふたをして1分ほど蒸し焼きにして、とり出す。
7 フライパンに残りの油を熱し、**1**を1枚ずつ広げ入れ、中火で両面をさっと焼く。**6**を戻し入れ、**4**、**b**を加えて手早くいためる。
8 器に**5**と**7**を盛り合わせ、レモンを添える。

1人分	エネルギー	脂質	食塩相当量
	273 kcal	17.4 g	1.3 g

野菜&きのこでボリュームアップ

牛豚ひき肉の和風ハンバーグ

材料（1人分）

牛ももひき肉…40g
豚ももひき肉…40g
a とき卵…10g
　しょうゆ…小さじ½（3g）
　塩…少量
　こしょう…少量
小ねぎ…2本（10g）
にんじん…5g
ごぼう…20g
生しいたけ…10g
えのきたけ…20g
サラダ油…小さじ1（4g）
サニーレタス（ちぎる）…15g
ミニトマト…2個（20g）
ブロッコリー（ゆでる）…2房（20g）
b 練りがらし…少量
　しょうゆ…小さじ1弱（5g）

作り方

1 小ねぎはみじん切りにし、にんじんもみじん切りにする。
2 ごぼうは笹がきにして刻む。
3 生しいたけは石づきを除き、みじん切りにする。えのきたけは石づきを除き、1〜2㎝長さに刻む。
4 ボールにひき肉とaを入れて、粘りけが出るまで混ぜる。**1**、**2**、**3**を加え混ぜ、3等分にして小判形にまとめる。
5 フライパンに油を熱して**4**を並べ入れ、中火から弱火でふたをして4〜5分じっくりと焼く。裏返して同様に焼く。
6 器にレタス、トマト、ブロッコリーと**5**を盛り合わせ、**b**を混ぜ合わせて小皿に盛り、添える。

肉のおかず

肉は良質なたんぱく質源。脂質量をおさえるなら、脂の少ない部位を選び、余分な脂や皮をとり除くのが調理のポイントです。野菜を合わせたり、香味野菜を活用して、満足度の高いおかずに仕上げましょう。

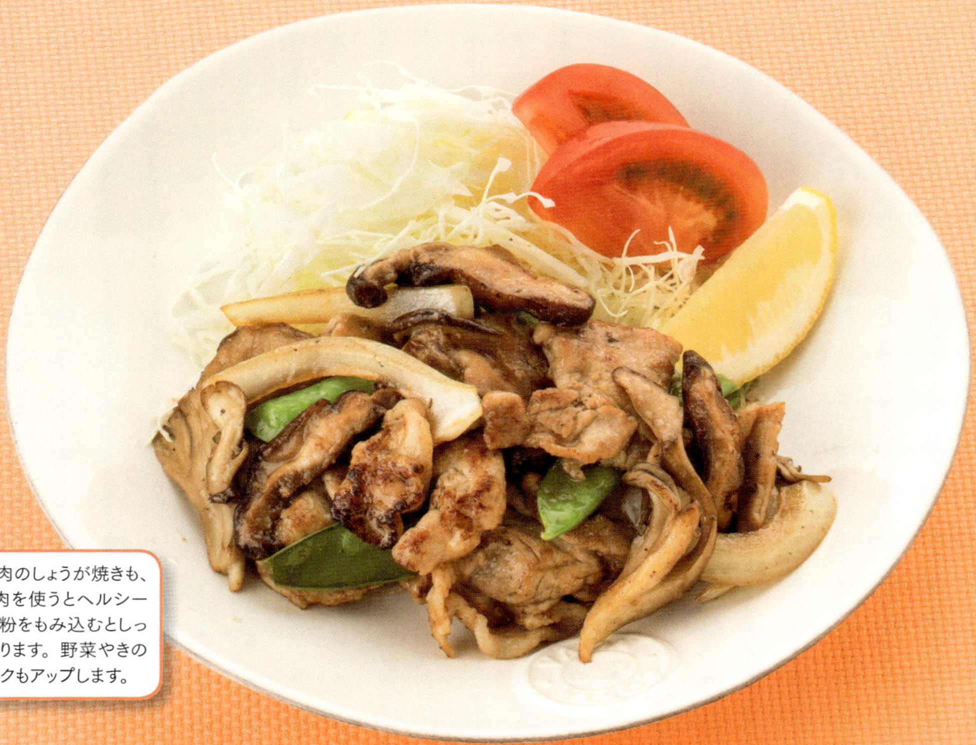

point 豚肉のしょうが焼きも、赤身のもも肉を使うとヘルシーに。かたくり粉をもみ込むとしっとりと仕上がります。野菜やきのこを加えてコクもアップします。

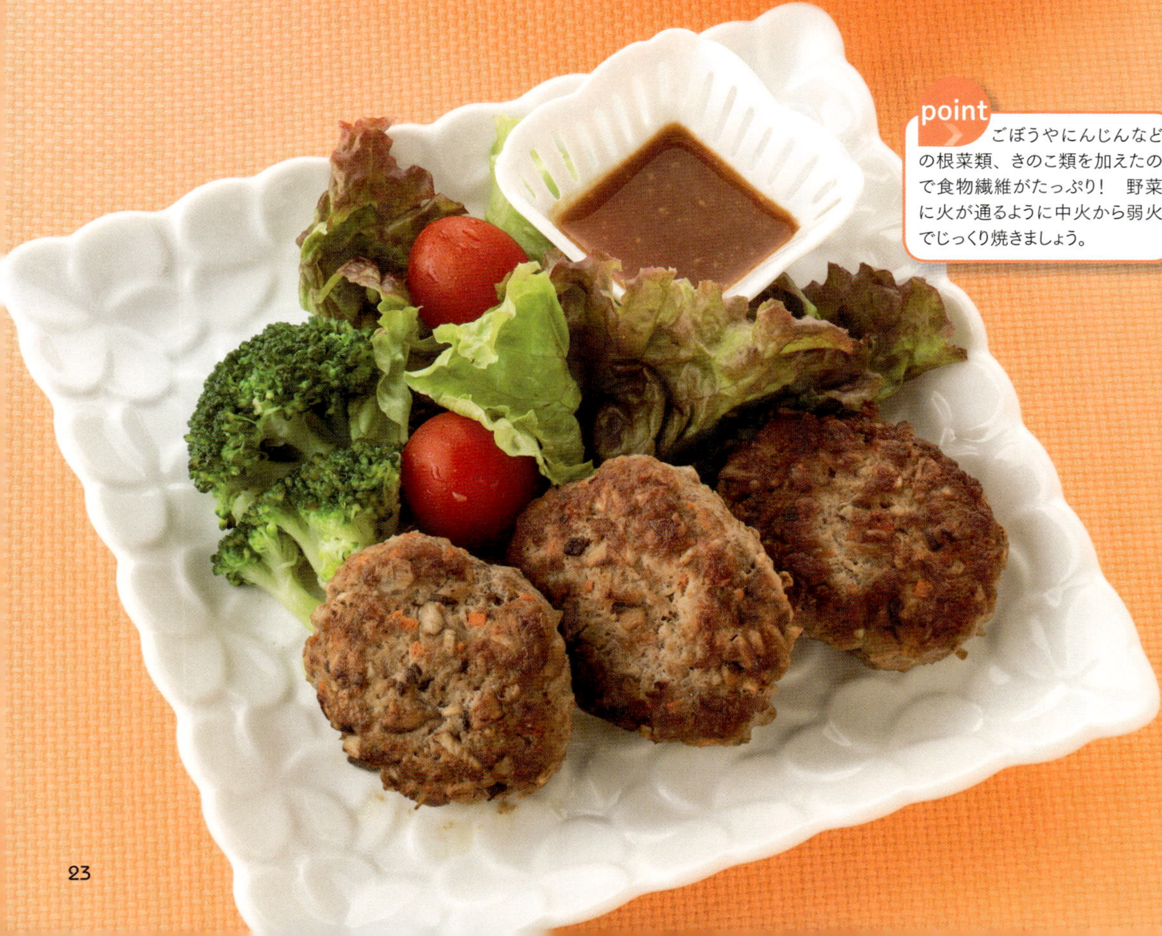

point ごぼうやにんじんなどの根菜類、きのこ類を加えたので食物繊維がたっぷり！　野菜に火が通るように中火から弱火でじっくり焼きましょう。

1人分	エネルギー	脂質	食塩相当量
	206 kcal	7.9 g	1.6 g

高菜漬けは塩抜きしてからいため合わせます

鶏肉と野菜の高菜風味いため

材料（1 人分）

鶏胸肉（皮なし）…80g

a
- 酒…小さじ ½ 強（3g）
- しょうゆ…小さじ ½（3g）
- かたくり粉…小さじ ⅔（2g）

高菜漬け…30g
枝豆…さやから出して 20g
ねぎ…30g
グリーンアスパラガス…2 本（40g）
まいたけ…40g
ごま油…小さじ1¼（5g）
しょうゆ…小さじ ⅓（2g）

作り方

1 鶏肉は細切りにし、**a** をもみ込む。
2 高菜漬けは 10 分ほど水につけて塩抜きをする。水けを絞り、1㎝幅に切る。
3 枝豆はやわらかくゆでて湯をきり、さやを除く。ねぎは4～5㎝長さの細切りにする。アスパラは3㎝長さに切り、さっとゆでて水にさらし、水けをきる。まいたけはほぐす。
4 フライパンにごま油を熱して中火で **1** をいため、火が通ったら **2**、**3** を加えていため合わせる。しょうゆで味をととのえる。

point 脂肪が少ない鶏胸肉は、かたくり粉をもみ込むことでしっとりします。塩けの強い高菜漬けはしっかり塩抜きをして減塩しましょう。

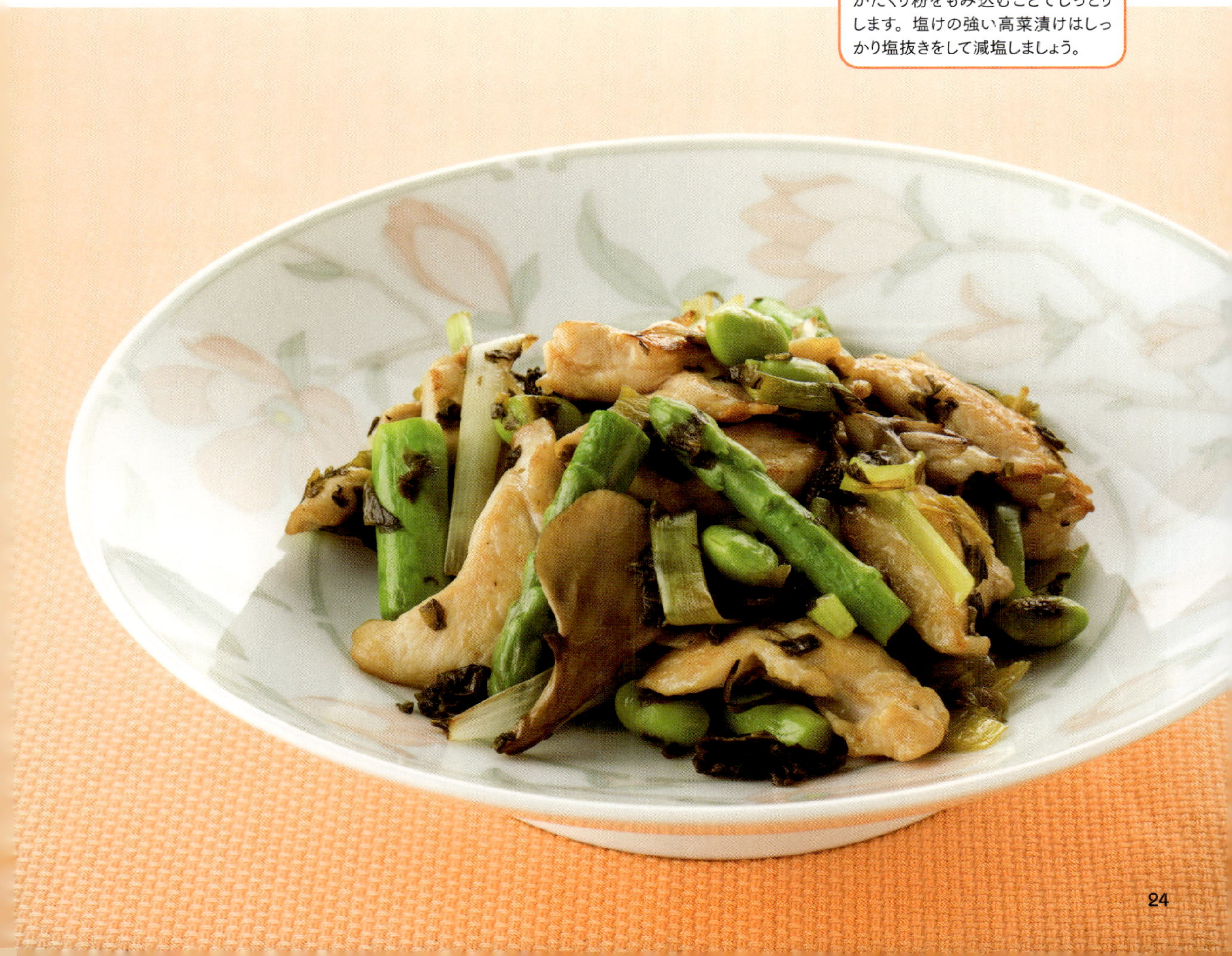

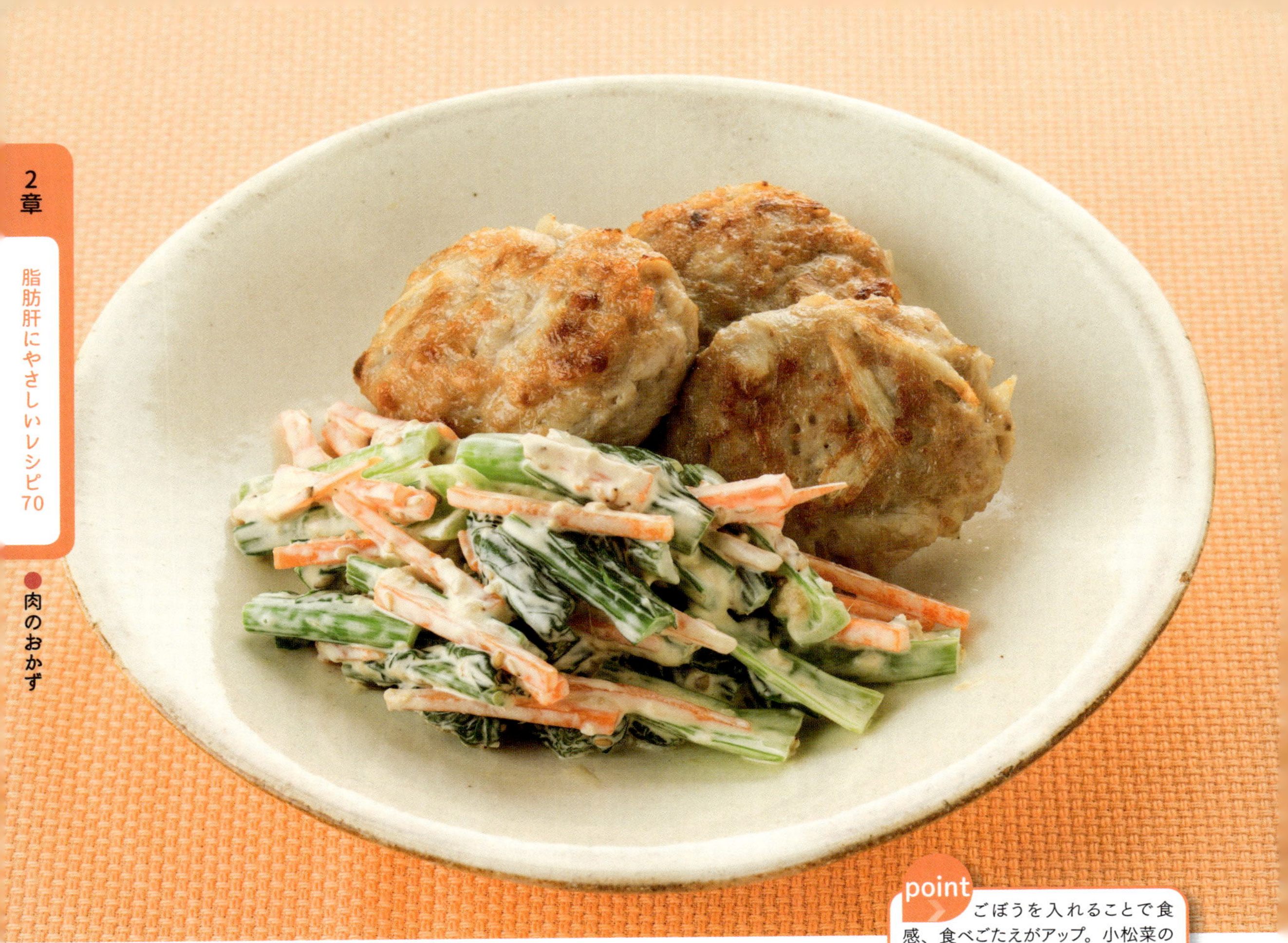

point ごぼうを入れることで食感、食べごたえがアップ。小松菜の鉄は吸収の悪い非ヘム鉄なので、鉄制限がある人も気にしないで食べられます。

1人分	エネルギー	脂質	食塩相当量
	243 kcal	13.8 g	0.7 g

ごぼうを入れてシャキシャキの食感に

鶏つくね　小松菜のごまマヨあえ添え

材料（1人分）

鶏ひき肉…80g
ごぼう…30g
a
ゆずこしょう…小さじ ½（3g）
酒…小さじ ½ 強（3g）
かたくり粉…小さじ ⅔（2g）
しょうゆ…ミニスプーン１弱（1g）
塩…少量

サラダ油…小さじ ¾（3g）
小松菜…1株（40g）
にんじん…10g
b
マヨネーズ（カロリーハーフタイプ）…小さじ1¼（5g）
しょうゆ…小さじ ⅓（2g）
いり白ごま…小さじ2（4g）
おろししょうが…小さじ ⅓（2g）
塩…少量

作り方

1. ごぼうは笹がきにして水にさらし、水けをきる。
2. ボールに鶏ひき肉と **a** を入れてよく練り混ぜ、**1** を加えて混ぜ合わせる。3等分にして小判形にまとめる。
3. フライパンに油を中火で熱して **2** を並べ、2分ほど焼く。こんがり焼けたら裏返してふたをし、弱火で3分ほど蒸し焼きにする。
4. 小松菜は色よくゆでて水にとり、水けを絞って3cm長さに切る。にんじんは細切りにし、ゆでて湯をきる。
5. ボールに **b** を入れて混ぜ合わせ、**4** を加えてあえる。
6. 器に **3** を盛り、**5** を添える。

1人分	エネルギー	脂質	食塩相当量
	234 kcal	12.2 g	1.5 g

香味野菜でふっくらジューシー！

牛肉のつけ焼き　キャベツソテー添え

材料（1人分）

牛もも肉（ステーキ用）…80g

a
- しょうゆ…小さじ1（6g）
- 砂糖…小さじ1（3g）
- 酒…小さじ1（5g）
- しょうが（みじん切り）…少量
- にんにく（みじん切り）…少量
- ごま油…小さじ ¼（1g）

キャベツ…60g
オリーブ油…小さじ ¾（3g）
ミニトマト…3個（20g）
ブロッコリー…2房（30g）

b
- 塩…ミニスプーン ½ 弱（0.5g）
- こしょう…少量
- 酢…小さじ1（5g）

作り方

1. 牛肉は **a** をもみ込み、30分ほどおく。
2. キャベツは一口大に切る。
3. ブロッコリーはやわらかくゆで、湯をきる。
4. **1** の汁けをきり、魚焼きグリルで中火で10分ほど両面を焼く（片面焼きグリルなら5～6分焼いたら、裏返して3～4分焼く）。一口大に切り、器に盛る。
5. フライパンにオリーブ油を熱し、**2** を入れていため、**b** で調味する。ミニトマトと **3** を加えてさっといため合わせ、**4** に添える。

point
牛肉に油を使わずに網焼きにして、余分な脂をカット。たっぷりの野菜をつけ合わせにすることで、満足感が高まります。

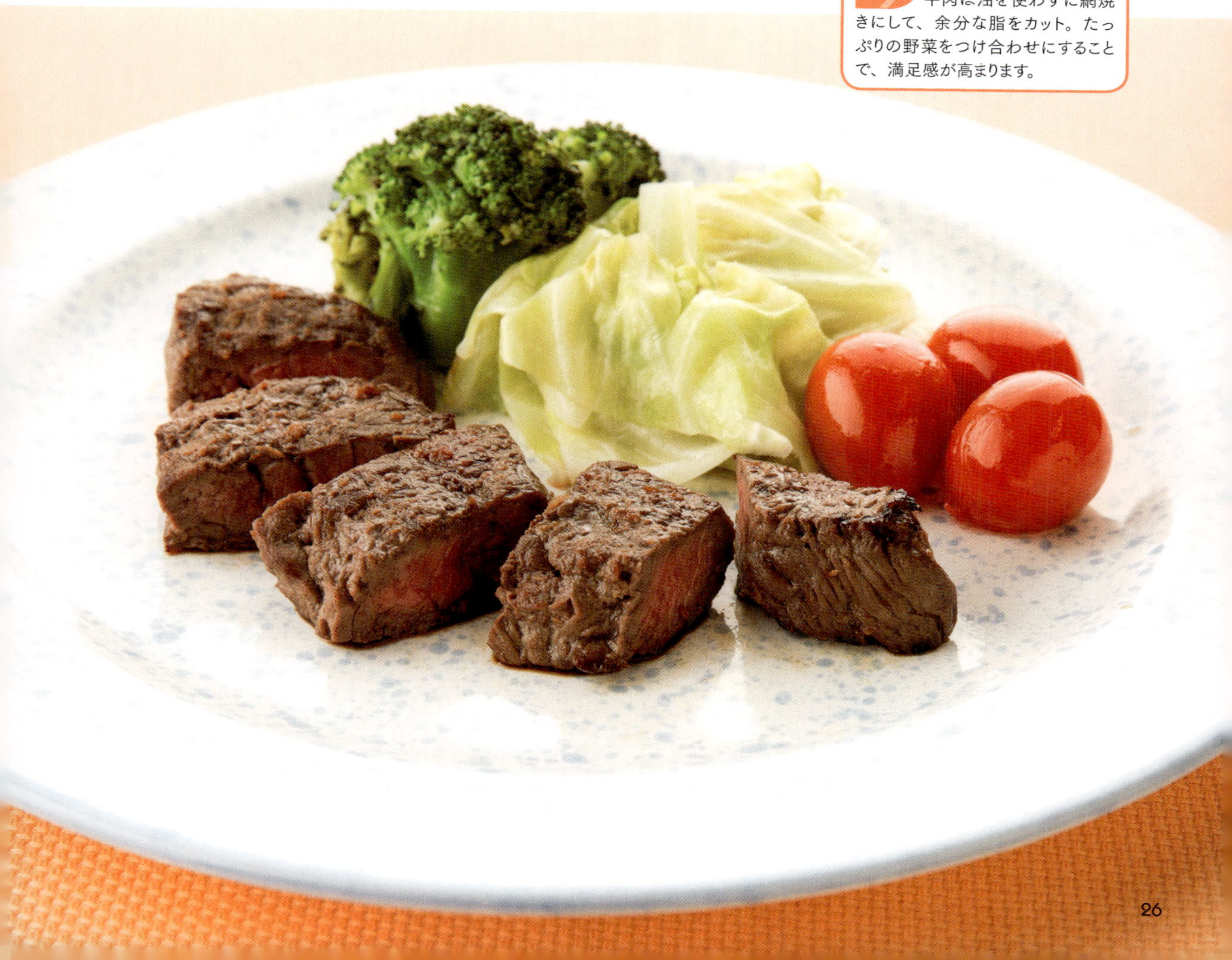

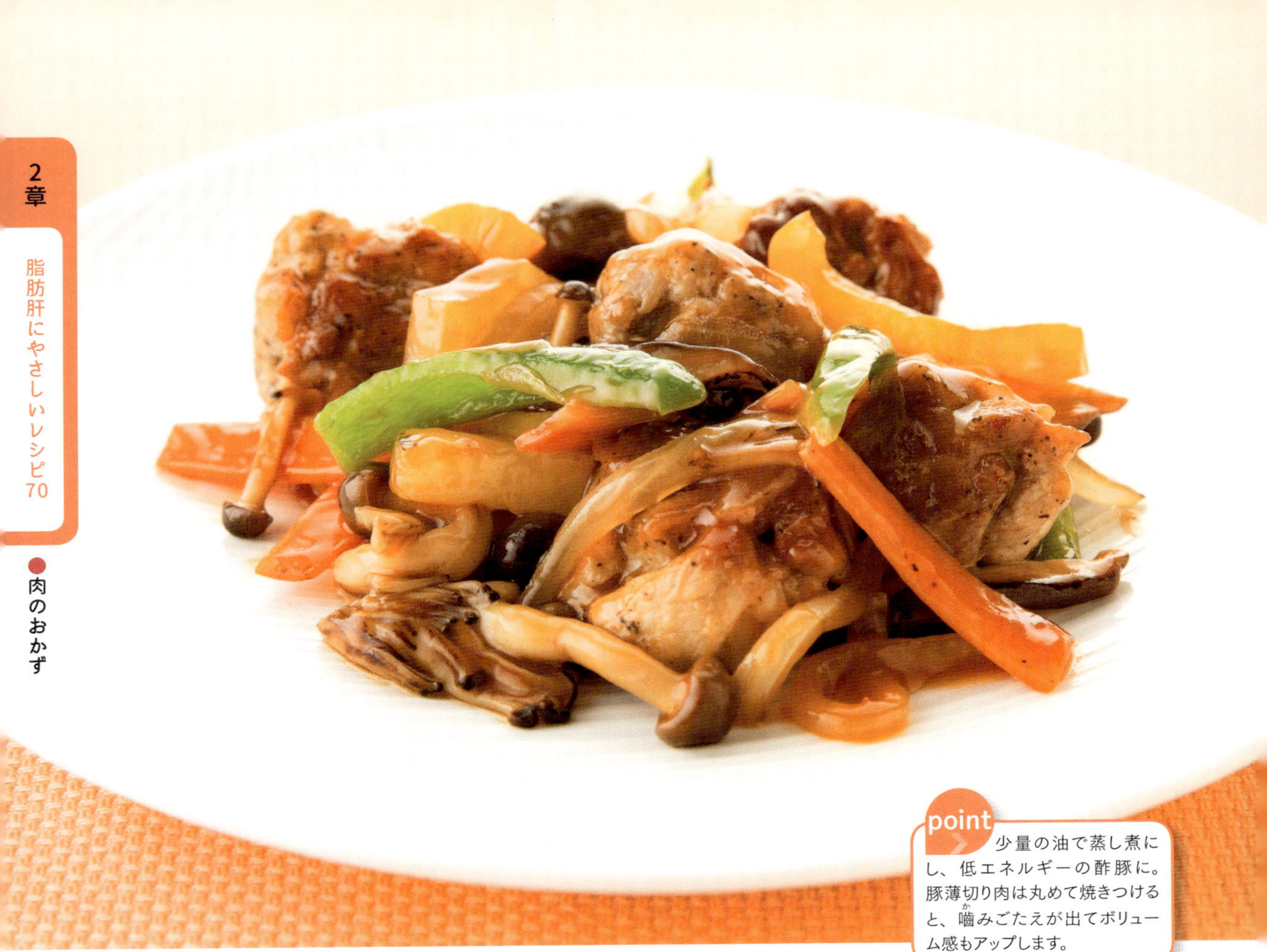

point 少量の油で蒸し煮にし、低エネルギーの酢豚に。豚薄切り肉は丸めて焼きつけると、噛《か》みごたえが出てボリューム感もアップします。

1人分	エネルギー	脂質	食塩相当量
	272 kcal	11.1 g	1.8 g

低エネルギーなのに食べごたえあり！

ヘルシー酢豚

材料（1人分）

豚もも薄切り肉…80g
- 塩…少量
- こしょう…少量
- 小麦粉…少量

玉ねぎ…大 ¼ 個（40g）
にんじん…10g
ピーマン…10g
パプリカ（黄）…10g
生しいたけ…10g
しめじ類…20g
パイナップル（缶詰め）…20g
ごま油…小さじ2（8g）
酒…小さじ1（5g）

a
- しょうゆ…小さじ1⅔（10g）
- 黒酢…小さじ2（10g）
- トマトケチャップ…小さじ1⅓（8g）
- 砂糖…小さじ1⅔（5g）
- かたくり粉…小さじ ⅔（2g）
- 水…大さじ 2（30g）

作り方

1 玉ねぎは縦に薄切りにし、にんじんは短冊切りにする。
2 ピーマンとパプリカはへたと種を除き、縦に5㎜幅に切る。
3 生しいたけは軸を除き、細切りにする。しめじは石づきを除き、ほぐす。
4 パイナップルは6等分にする。
5 豚肉は4㎝幅に切って塩、こしょうをふる。小麦粉を薄くまぶして 10 分ほどおく。
6 フライパンに ½ 量のごま油を熱し、**1**、**2**、**3** をいためる。酒を加えてふたをし、蒸し煮にする。野菜がやわらかくなったらとり出す。
7 フライパンをキッチンペーパーでふき、残りのごま油を熱する。**5** を一口大に丸めて並べ入れ、全体に焼き色がつくまでころがしながら焼きつけ、とり出す。
8 再びフライパンをキッチンペーパーでふき、**a** を入れて中火にかける。**6**、**7**、**4** を入れ、とろみがついたら火を消す。

1人分	エネルギー 221 kcal	脂質 9.2 g	食塩相当量 1.3 g

低脂肪の肉にかたくり粉をからめてしっとりと

豚肉となす、パプリカのカレー風味

材料（1人分）

豚もも肉（しょうが焼き用）…80g

a
- かたくり粉…小さじ1（3g）
- 酒…小さじ1（5g）
- しょうが汁…小さじ⅗（3g）
- こしょう…少量

なす…1本（60g）
ねぎ（白い部分）…20g
パプリカ（赤）…10g
さやいんげん…10g
しょうが（薄切り）…½かけ分（8g）
オリーブ油…小さじ1½（6g）

b
- カレー粉…小さじ½（1g）
- 酒…小さじ1½強（8g）
- 水…大さじ2（30g）
- しょうゆ…小さじ1（6g）
- オイスターソース…小さじ½（3g）

作り方

1 豚肉は3cm幅に切り、**a**を合わせてからめる。
2 なすは縦半分に切って1cm幅の斜め切りにする。ねぎも1cm幅の斜め切りにする。パプリカは1cm幅に切る。
3 さやいんげんは3cm長さに切り、ゆでて湯をきる。
4 フライパンにオリーブ油を熱して**1**を並べ入れる。中火で両面を焼き、肉の色がかわったらとり出す。
5 **4**のフライパンにしょうがと**2**を入れていため合わせ、**b**を加える。野菜がやわらかくなったら**4**を戻し入れ、ひと煮立ちさせる。**3**を加えて、さっといため合わせて火を消す。

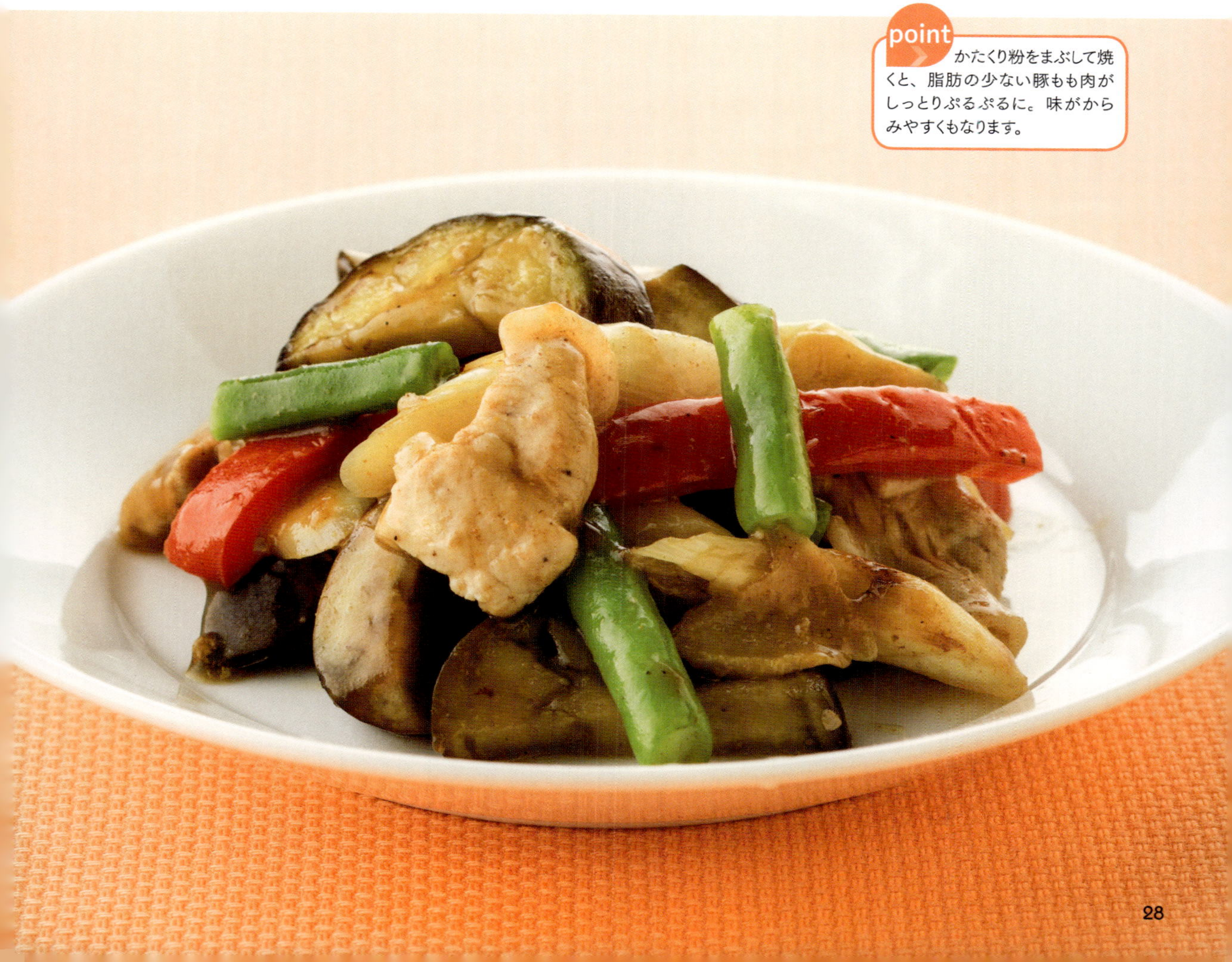

point かたくり粉をまぶして焼くと、脂肪の少ない豚もも肉がしっとりぷるぷるに。味がからみやすくもなります。

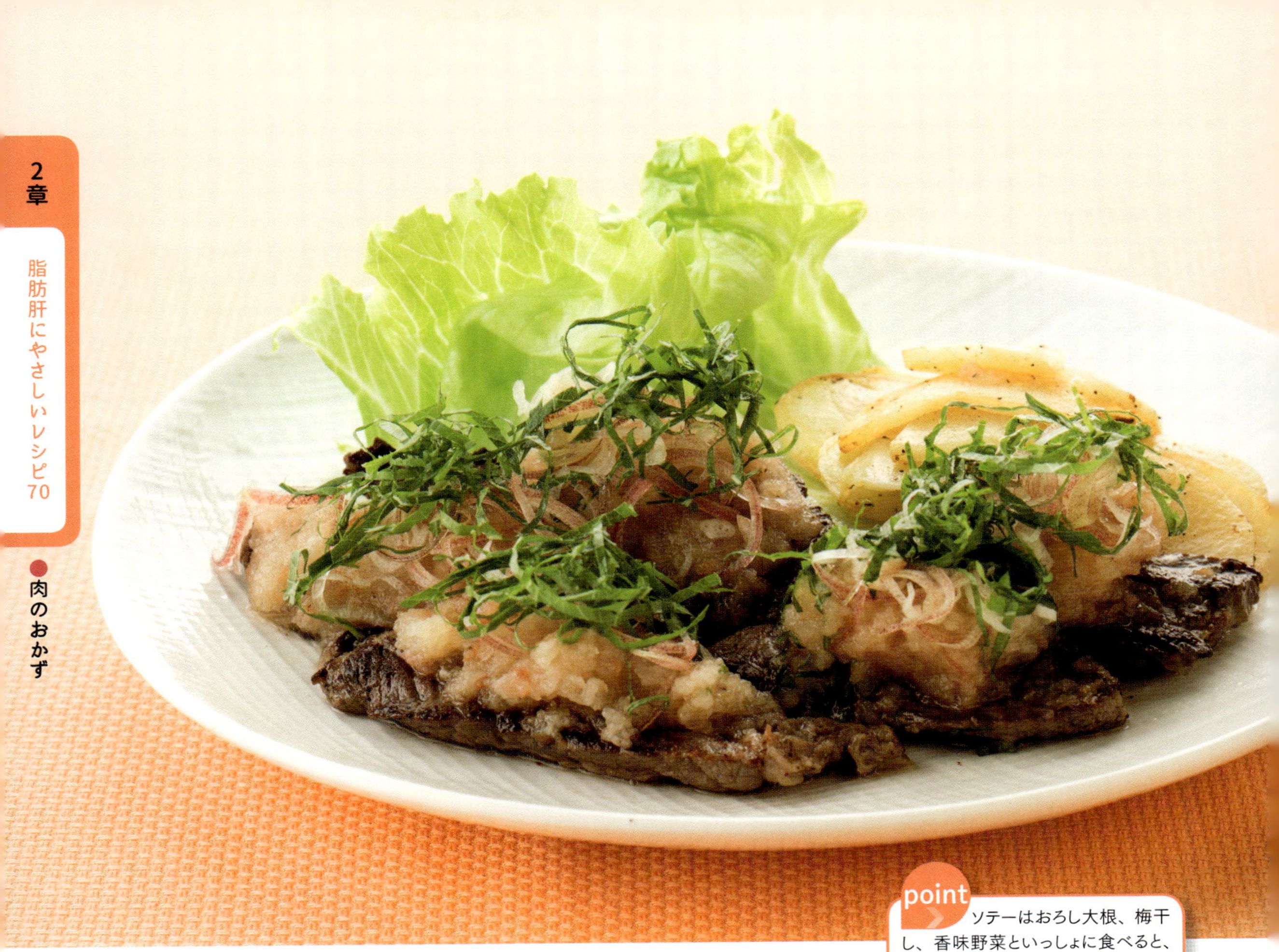

point ソテーはおろし大根、梅干し、香味野菜といっしょに食べると、さっぱりとおいしくいただけます。鉄制限がある人は、牛肉より鉄が少ない豚肉や鶏肉にかえましょう。

1人分	エネルギー	脂質	食塩相当量
	252 kcal	12.3 g	2.1 g

おろし大根でさっぱりと

牛肉ソテー　梅干し入りおろし大根のせ

材料（1 人分）

- 牛もも肉（焼き肉用）…80g
  - 塩…05g（ミニスプーン ½ 弱）
  - こしょう…少量
- 梅干し（塩分 10％のもの）…½ 個（8g）
- おろし大根…40g
- しょうゆ…小さじ ⅔（4g）
- みりん…小さじ ⅔（4g）
- 青じそ…2枚（2g）
- みょうが…½ 個（10g）
- サラダ油…小さじ1¼（5g）
- じゃが芋…小1個（50g）
  - バター…小さじ1（4g）
  - 塩…少量
  - こしょう…少量
- レタス…15g

作り方

1. 青じそはせん切りにし、みょうがは薄い輪切りにし、それぞれ水に5分ほどさらす。ざるにあげて水けをきる。
2. おろし大根は汁けをきる。梅干しは種を除き、包丁でたたき刻む。ボールに入れ、しょうゆ、みりんを加え混ぜる。
3. 牛肉は塩、こしょうをふって5分ほどおく。
4. じゃが芋は薄切りにして5分ほど水にさらし、水けをきる。バターをとかしたフライパンでゆっくり焼き、塩、こしょうで調味する。
5. フライパンに油を熱して **3** を並べ、中火で火が通るまで両面を焼く。器にレタスを敷いて肉を盛り、**2**、**1** をのせる。**4** を添える。

1人分	エネルギー	脂質	食塩相当量
	263 kcal	9.5 g	1.1 g

揚げないのにコクのある味わいに

鶏肉ロールフライ風

材料（1人分）

- 鶏胸肉（皮なし）…80g
- a
  - 塩…少量
  - こしょう…少量
- さやいんげん…3本（20g）
- にんじん…5g
- とろけるチーズ…大さじ1½強（10g）
- 小麦粉…大さじ1弱（8g）
- とき卵…少量（8g）
- パン粉…大さじ3弱（8g）
- レタス…1枚（40g）
- ホールコーン（缶詰め）…大さじ2弱（20g）
- ミニトマト…2個（20g）
- b
  - オリーブ油…小さじ1（4g）
  - ワインビネガー…小さじ½強（3g）
  - 塩…ミニスプーン½弱（0.5g）

作り方

1 さやいんげんは4cm長さに切る。にんじんも4cm長さに切る。ともにさっとゆで、湯をきる。

2 パン粉はフライパンで色よくからいりする。

3 鶏肉は厚みを半分に切る。両面に **a** をふり、チーズ、**1** を半分ずつのせて巻き、つまようじでとめる。

4 **3** に小麦粉をまぶし、とき卵をつけて、**2** をつける。オーブントースターで10分ほど焼く。

5 レタスは食べやすい大きさにちぎる。

6 ボールに **b** を入れて混ぜ合わせ、**5**、缶汁をきったコーン、ミニトマトを加えて混ぜ合わせる。器に **4** とともに盛り合わせる。

point 淡泊な味わいの鶏胸肉にチーズを巻くことで、コクのある肉に変身。油で揚げない“フライ風”なので、とてもヘルシーです。

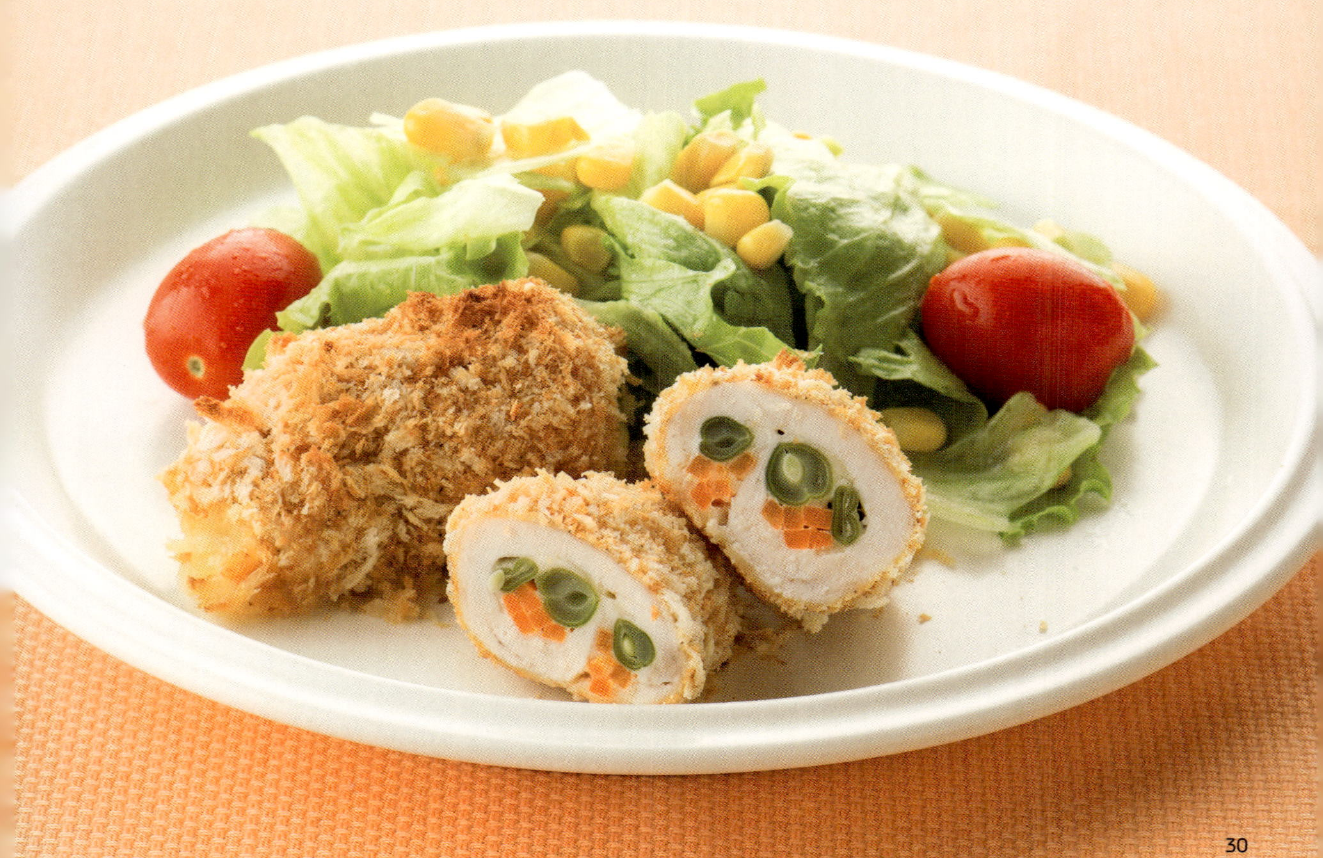

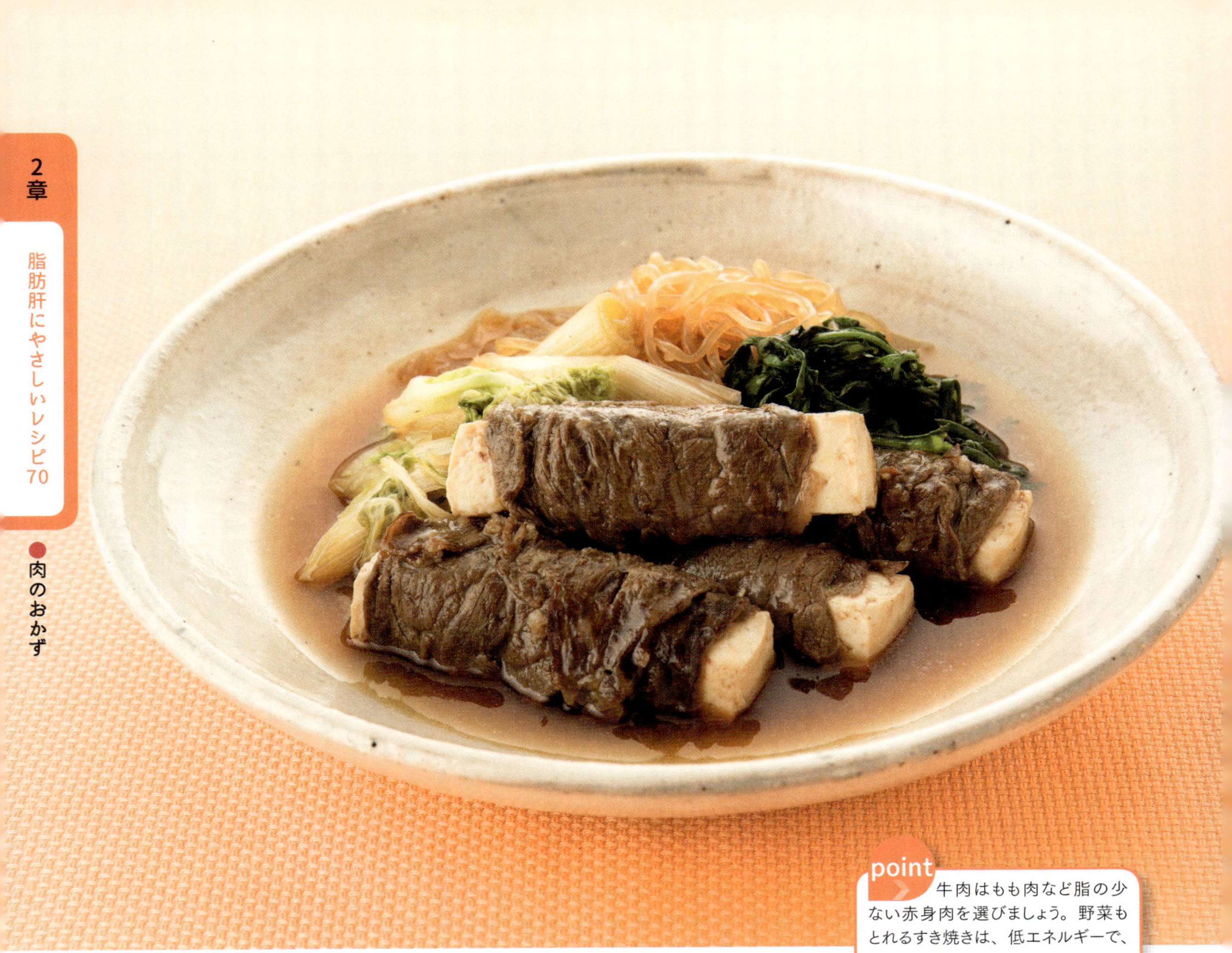

point 牛肉はもも肉など脂の少ない赤身肉を選びましょう。野菜もとれるすき焼きは、低エネルギーで、食物繊維も補えます。

1人分	エネルギー	脂質	食塩相当量
	287 kcal	10.7 g	1.7 g

焼き豆腐を巻いてボリュームアップ

豆腐の牛肉巻きのすき焼き

材料（1人分）

牛もも薄切り肉
（しゃぶしゃぶ用）…70g
しょうゆ…少量
小麦粉…小さじ1（3g）
焼き豆腐…60g
ねぎ…50g
白菜…40g
しらたき…50g
春菊…3本（40g）

a
カツオだし…$\frac{3}{5}$カップ（120g）
砂糖…大さじ½強（5g）
酒…小さじ2（10g）
みりん…大さじ½強（10g）
しょうゆ…大さじ½強（10g）

作り方

1 ねぎは4㎝長さの斜め切りにし、白菜は4㎝幅に切る。
2 しらたきはさっとゆでて湯をきり、食べやすい長さに切る。
3 春菊は根元を切り落とし、4㎝長さに切る。
4 焼き豆腐は4等分の棒状に切る。キッチンペーパーで包み、水けをきる。
5 牛肉はまな板に広げてしょうゆをふり、小麦粉を薄くまぶす。**4**を芯《しん》にして巻く。
6 なべに**a**を入れて中火にかけ、ひと煮立ちしたら**5**を巻き終わりを下にして並べ入れる。落としぶたをし、アクを除きながら約10分ほど煮て、とり出す。
7 **6**のなべに**1**、**2**を入れて煮て、しんなりとなったら**6**の肉を戻し入れる。**3**を加えて2分ぐらい温め、器に盛る（またはなべごと食卓に出す）。

魚のおかず

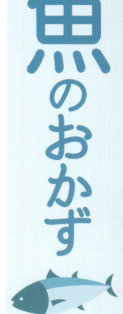

良質なたんぱく質が豊富な魚。マグロやイワシなどに含まれる脂肪は※DHA、EPAなどの不飽和脂肪酸です。コレステロールを下げるなどの効果があるので、1日にとれる脂質の範囲内でじょうずにとり入れましょう。

1人分	エネルギー	脂質	食塩相当量
	285 kcal	10.4 g	2.4 g

フライパン一つで北海道の郷土料理

サケのちゃんちゃん焼き

point サケとたっぷりの野菜、まいたけのうま味の相乗効果でコクのある味に。高血圧や塩分制限がある人は、みそを半量にしましょう。

材料（1人分）

生ザケ…1切れ（80g）
- 酒…小さじ2（10g）
- しょうゆ…小さじ ⅔（4g）

キャベツ…1枚（80g）
にんじん…20g
玉ねぎ…¼ 個（30g）
ピーマン…1個（30g）
まいたけ…20g
ホールコーン（缶詰め）…大さじ1強（15g）

a
- みそ…大さじ ½ 強（10g）
- 酒…大さじ ½ 強（8g）
- みりん…小さじ1弱（5g）
- おろししょうが…小さじ1弱（5g）
- 砂糖…小さじ ⅔（2g）
- しょうゆ…小さじ ⅓（2g）

サラダ油…小さじ 1½（6g）

作り方

1 サケは酒、しょうゆをふって 15 分ほどおく。
2 キャベツは一口大に切り、にんじんは5㎜厚さの半月切りにする。玉ねぎは薄切りにし、ピーマンはへたと種を除き、縦半分に切って横3等分にする。まいたけはほぐす。
3 フライパンに ½ 量の油を熱し、**1** の汁けをふいて入れ、両面をこんがりと焼いてとり出す。
4 **3** のフライパンに残りの油を熱し、**2** を入れていため、しんなりとなったら、**3** と缶汁をきったコーンを加え、**a** をまわしかける。
5 煮汁がなじむまで煮て、全体を混ぜ合わせて火を消す。

1人分	エネルギー	脂質	食塩相当量
	179 kcal	6.6 g	1.8 g

さっと焼いてたたき風に

マグロのたたき風サラダ

point マグロの刺し身と野菜を組み合わせることで、メーンのおかずにもなるボリュームサラダに。お好みの野菜でアレンジしてみましょう。

材料（1人分）

マグロ（赤身・刺し身用さく）…80g
サラダ油…小さじ ¾（3g）

a
- しょうゆ…小さじ ½（3g）
- レモン果汁 …小さじ ½ 弱（2g）
- こしょう …少量

大根…厚さ1㎝（30g）
貝割れ菜…½ パック（20g）
リーフレタス…½ 枚（20g）
みょうが…½ 個（8g）

b
- にんにく（みじん切り）…小さじ1弱（3g）
- 練りがらし…小さじ ½ 強（3g）
- しょうゆ…小さじ1⅓（8g）
- 酢…大さじ ½ 弱（7g）
- ごま油…小さじ ½（2g）

作り方

1 マグロは油を熱したフライパンで全面をさっと焼き、氷水にとってキッチンペーパーで水けをふきとる。
2 **a** を混ぜ合わせ、**1** にかけて手でなじませ、そぎ切りにする。
3 大根は薄い短冊切りにし、水に放してパリッとさせる。貝割れ菜は根を除いて半分に切る。リーフレタスは食べやすい大きさにちぎり、みょうがは斜めに薄く切る。
4 **2**、**3** を軽く混ぜ合わせ、器に盛る。
5 **b** の材料を混ぜ合わせて別皿に盛り、**4** に添える。食べるときにまわしかける。

※DHA＝ドコサヘキサエン酸、EPA＝イコサペンタエン酸。

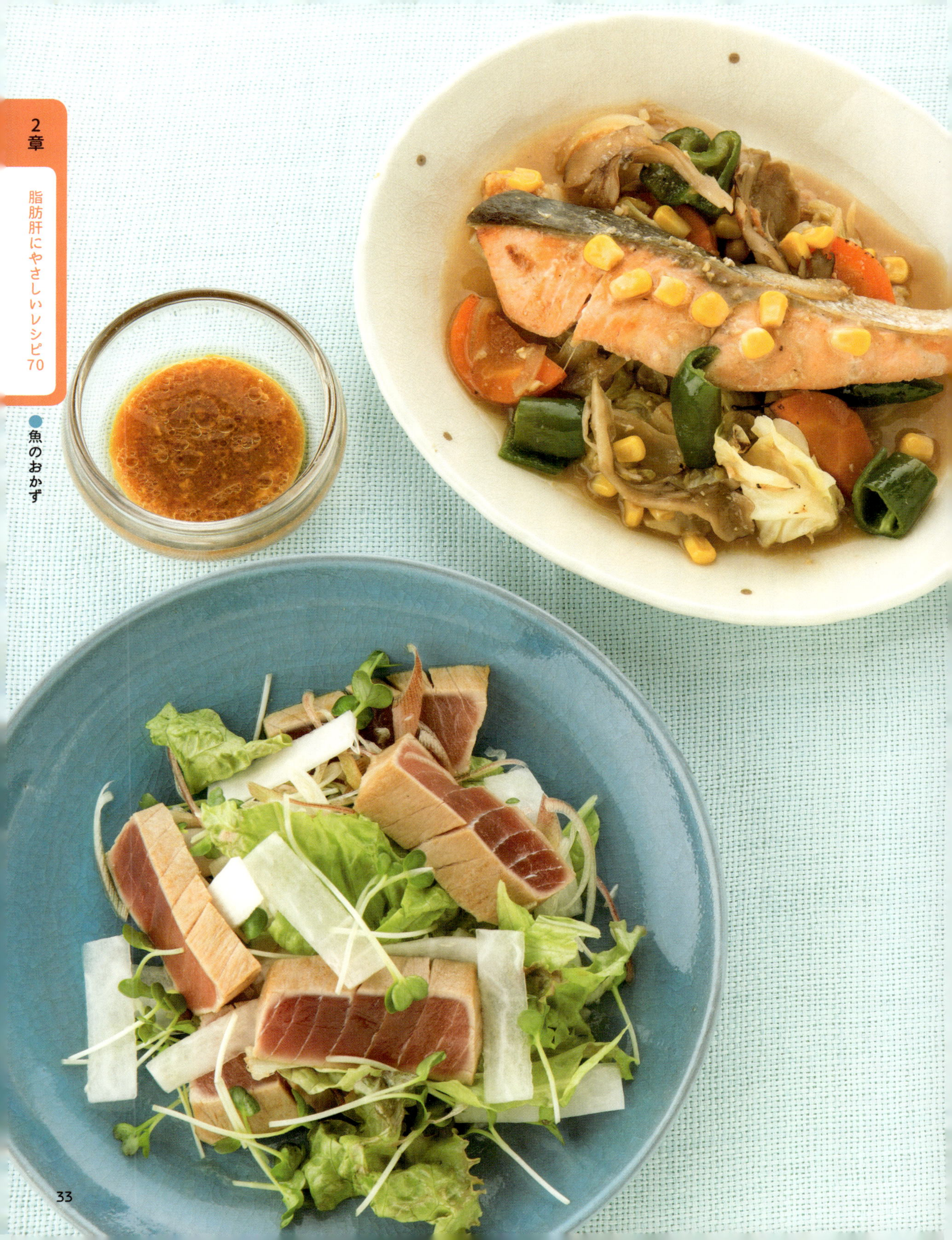

1人分	エネルギー	脂質	食塩相当量
	237 kcal	11.6 g	0.8 g

やわらかくてジューシー！　おしゃれなカツオ料理

カツオのソテー トマトソースがけ

point
小麦粉をまぶしてソテーすると、カツオのうま味を逃がしません。カツオは鉄の多い魚です。鉄制限がある人はスズキやムツなど白身魚にかえましょう。

材料（1人分）

- カツオ（さくどりしたもの）…80g
  - 塩…少量
  - こしょう…少量
  - 小麦粉…大さじ½強（5g）
- さやいんげん…4～5本（30g）
- サラダ油…大さじ½（6g）
- トマト…⅓個（60g）
- にんにく…½かけ（3g）
- オリーブ油…小さじ1強（5g）
- a
  - しょうゆ…小さじ1弱（5g）
  - 塩…少量
  - こしょう…少量
- パセリ…少量

作り方

1. カツオは2㎝幅に切り、塩、こしょうをふり、小麦粉を薄くまぶす。
2. さやいんげんは3㎝長さに切って、色よくゆでて湯をきる。
3. トマトはあらみじん切りにする。にんにくとパセリは刻む。
4. フライパンに油を熱し、**1** を入れて両面をこんがり焼いて火を通し、器に盛る。同じフライパンに **2** を入れてさっといため、とり出す。
5. トマトソースを作る。**4** のフライパンにオリーブ油とにんにくを入れていため、**3** のトマトを加えてさっといため、**a** を加えて調味する。
6. **4** のカツオに **5** をかけ、パセリを散らす。**4** のさやいんげんを添える。

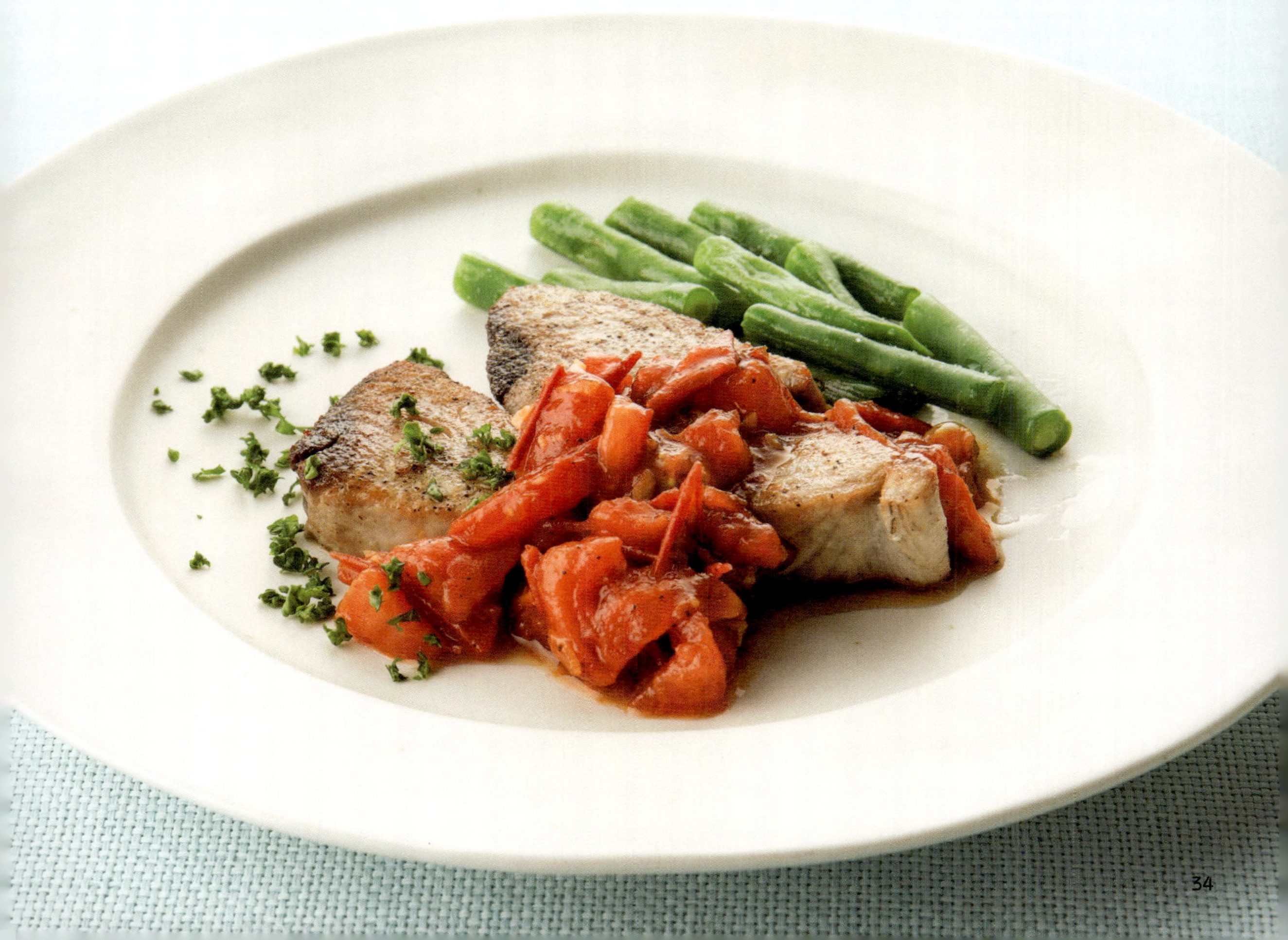

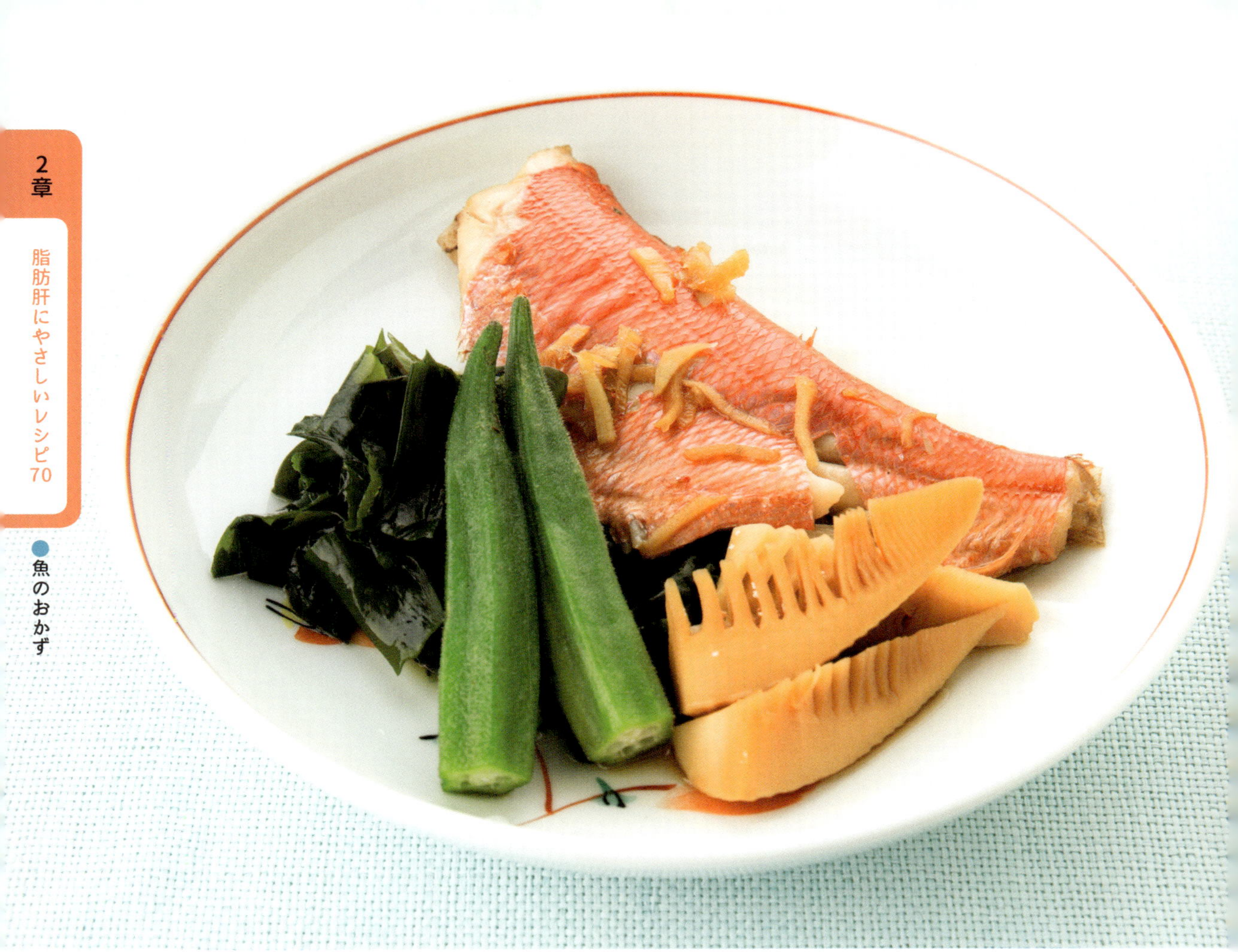

1人分	エネルギー	脂質	食塩相当量
	250 kcal	9.2 g	2.0 g

うま味のある脂が煮汁にとけ出して絶品

キンメダイの煮つけ 竹の子添え

point キンメダイのうま味をからめた竹の子、わかめ、オクラを添えて、食物繊維をプラス。

材料（1人分）

キンメダイ…1切れ（100g）
ゆで竹の子…30g
しょうが…½かけ（7g）
a しょうゆ…小さじ2（12g）
　砂糖…小さじ1⅓（4g）
　酒…小さじ2（10g）
　みりん…大さじ1弱（15g）
　水…¼カップ（50g）
オクラ…2本（15g）
わかめ（もどす）…20g

作り方

1 竹の子は縦に食べやすい大きさに切る。
2 オクラは色よくゆで、湯をきる。わかめは一口大に切る。
3 しょうがはせん切りにする。
4 なべに **a** と **3** を入れて火にかけ、ひと煮立ちしたらキンメダイの皮目を上にして入れる。
5 再び煮立ったら魚の表面に煮汁を2〜3回すくいかけ、6〜7分煮る。**1** を加えてさっと煮る。
6 器に **5** を盛り、**2** を盛り合わせる。

1人分	エネルギー 270 kcal	脂質 8.2 g	食塩相当量 1.7 g

クセのないサワラはカレー味とも相性抜群

サワラのカレー味煮

point 野菜を加えて煮ることで、食べごたえのあるおかずに。スパイシーなカレー味が味覚に刺激を与え、うす味でもおいしく感じられます。

材料（1人分）

サワラ…1切れ（80g）
塩…少量
こしょう…少量
にんじん…20g
玉ねぎ…小 ½ 個（50g）
じゃが芋…⅓ 個（50g）
ブロッコリー…2房（30g）

a
カツオだし…⅖カップ（80g）
しょうゆ…小さじ1⅔（10g）
酒…大さじ1（15g）
みりん…小さじ1（6g）
塩…少量

カレー粉…小さじ ½（1g）
かたくり粉…小さじ1（3g）
水…大さじ⅖（6g）

作り方

1 サワラは半分に切り、塩、こしょうをふる。
2 にんじんは短冊切りにする。玉ねぎは縦6つ割りのくし形に切る。じゃが芋は1㎝厚さの輪切りにしてかためにゆで、湯をきる。
3 ブロッコリーはやわらかくゆで、湯をきる。
4 なべに **a** を入れて火にかける。ひと煮立ちしたら **1**、**2** を加え、落としぶたをして 10 ～ 15 分煮る。
5 カレー粉を加えてさらに1～2分煮て、水どきかたくり粉を加えてとろみをつける。**3** を加えて軽く温め、火を消す。

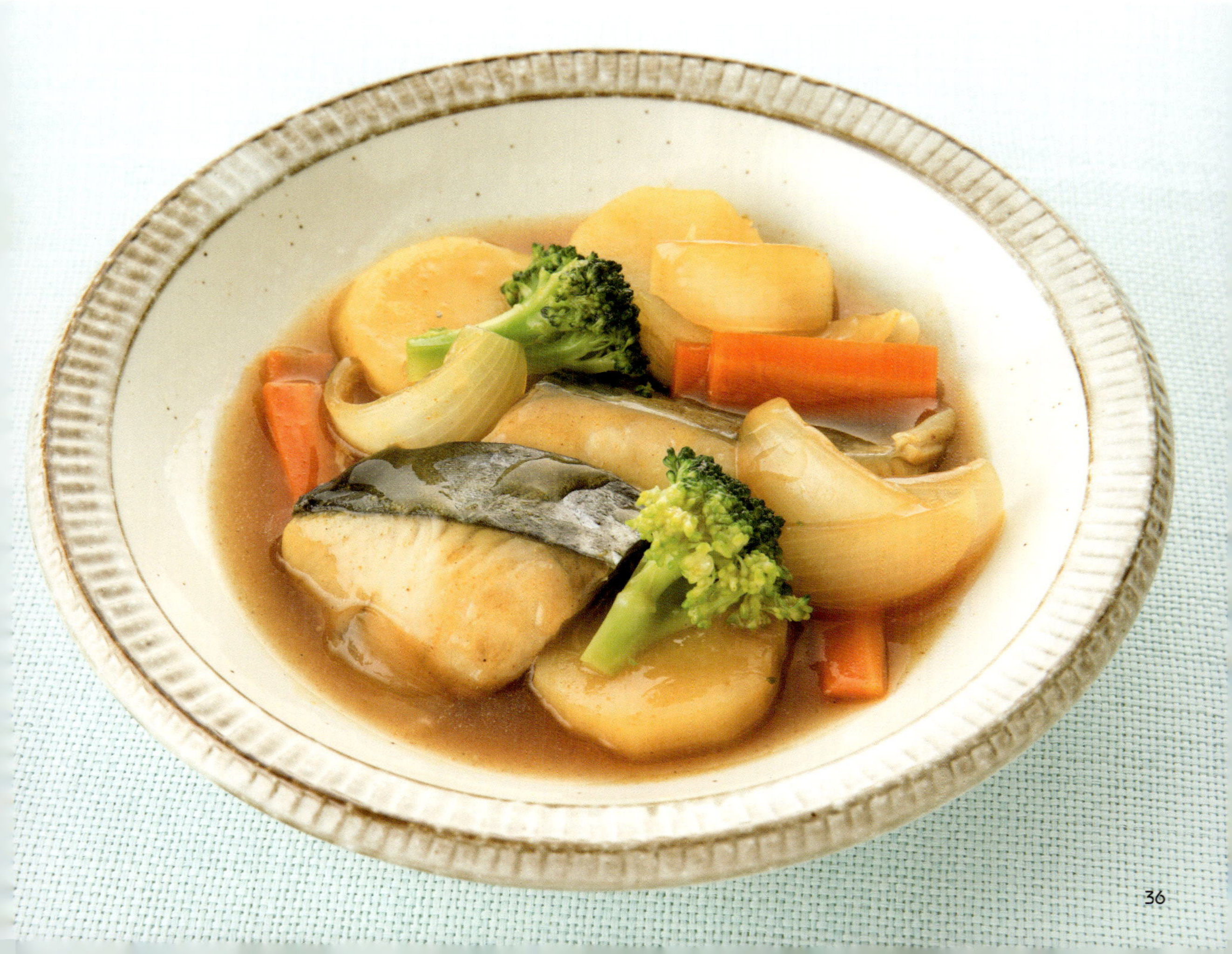

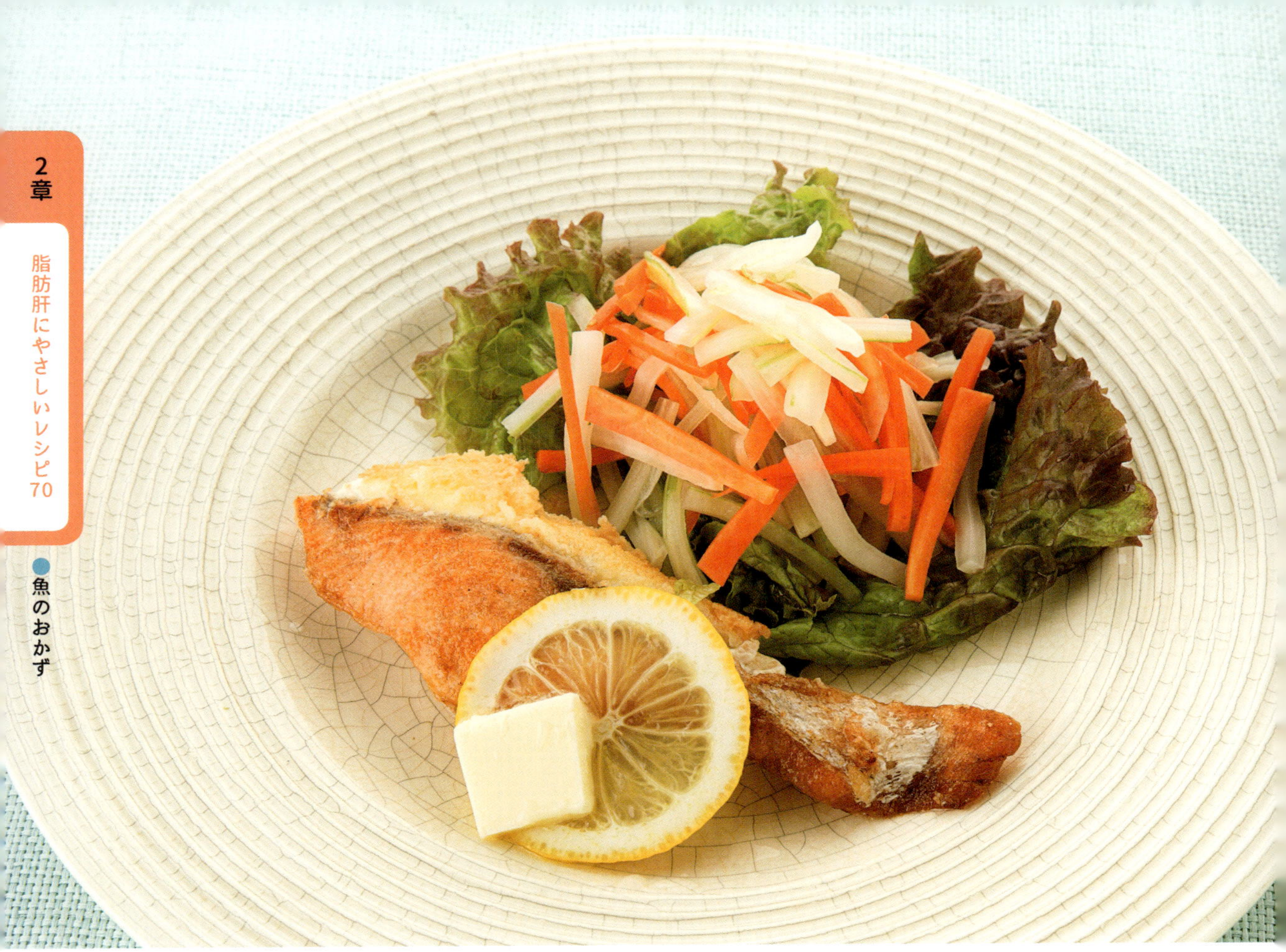

1人分	エネルギー	脂質	食塩相当量
	259kcal	13.8g	1.0g

point
サケの切り身にチーズをはさんでソテーするだけ。コクが出てぐんとおいしくなります。マリネを添えてボリュームも栄養もアップ。

定番の焼きザケにひと手間かけて

サケのチーズ焼き セロリのマリネ添え

材料（1人分）

- 生ザケ…1切れ（80g）
  - 塩…ミニスプーン ½ 弱（0.5g）
  - こしょう…少量
- ねぎ…10g
- スライスチーズ…½ 切れ（10g）
- 小麦粉…小さじ2（6g）
- サラダ油…大さじ ½（6g）
- レモン果汁…大さじ ½ 弱（7g）
- レモン（輪切り）…1枚（10g）
- バター…小さじ ½（2g）
- にんじん…5g
- セロリ…30g
- 塩…少量
- a
  - 砂糖…小さじ ⅔（2g）
  - 果実酢または酢…小さじ1（5g）
- サニーレタス…10g

作り方

1 サケは骨を除いて塩、こしょうをふり、厚みの中央に切り目を入れる。

2 ねぎは斜めに薄く切る。

3 にんじんとセロリは3～4㎝長さの細切りにし、塩をまぶす。しんなりとなったら水けを絞り、**a** と混ぜ合わせる。

4 **1** の切り目にチーズと **2** をはさみ、全体に小麦粉をまぶす。

5 フライパンに油を熱して **4** を入れ、焼き色がついたら裏返してふたをし、火を弱めてゆっくりと中まで火を通す。

6 器にレタスと **3**、**5** を盛り合わせる。サケにレモン汁をふり、レモンとバターをのせる。

1人分	エネルギー	脂質	食塩相当量
	290 kcal	18.6 g	1.5 g

香ばしく焼いたタイと濃厚ソースが好相性！

タイのソテー　きのこソース

point 淡泊な白身魚の代表「タイ」。クリーミーなソースで満足度の高い濃厚な味わいに。きのこに含まれる食物繊維が肥満解消に役立ちます。

材料（1人分）

マダイ…1切れ（80g）
　塩…少量
　こしょう…少量
サラダ油…小さじ ¾（3g）
グリーンアスパラガス
　…2本（40g）
マッシュルーム…2個（15g）
生しいたけ…1枚（15g）
玉ねぎ…¼ 個（30g）
サラダ油…小さじ ½（2g）
a 固形ブイヨン…小 ½ 個（2g）
　湯…⅖カップ（80g）
　塩…ミニスプーン ½ 弱（0.5g）
　こしょう…少量
生クリーム（植物性）
　…小さじ 2（10g）
牛乳…大さじ1⅓（20g）
コーンスターチ…小さじ1（2g）

作り方

1. マッシュルーム、石づきを除いた生しいたけはそれぞれ薄切りにする。
2. 玉ねぎは縦に薄切りにする。
3. なべに油小さじ ½ を熱し、**2** を透き通るまでいため、**1** を加えて軽くいため、**a** を加える。
4. ふつふつと煮立ってきたら生クリームを加え、牛乳でといたコーンスターチを加えてとろみをつける（きのこソース）。
5. タイは塩、こしょうをふり、油小さじ ¾ を熱したフライパンに入れ、両面をこんがりと焼いて火を通す。
6. アスパラはやわらかくゆでて湯をきり、2㎝長さの斜め切りにする。
7. 器に **4** のソースを敷いて **5** を盛り、**6** を散らす。

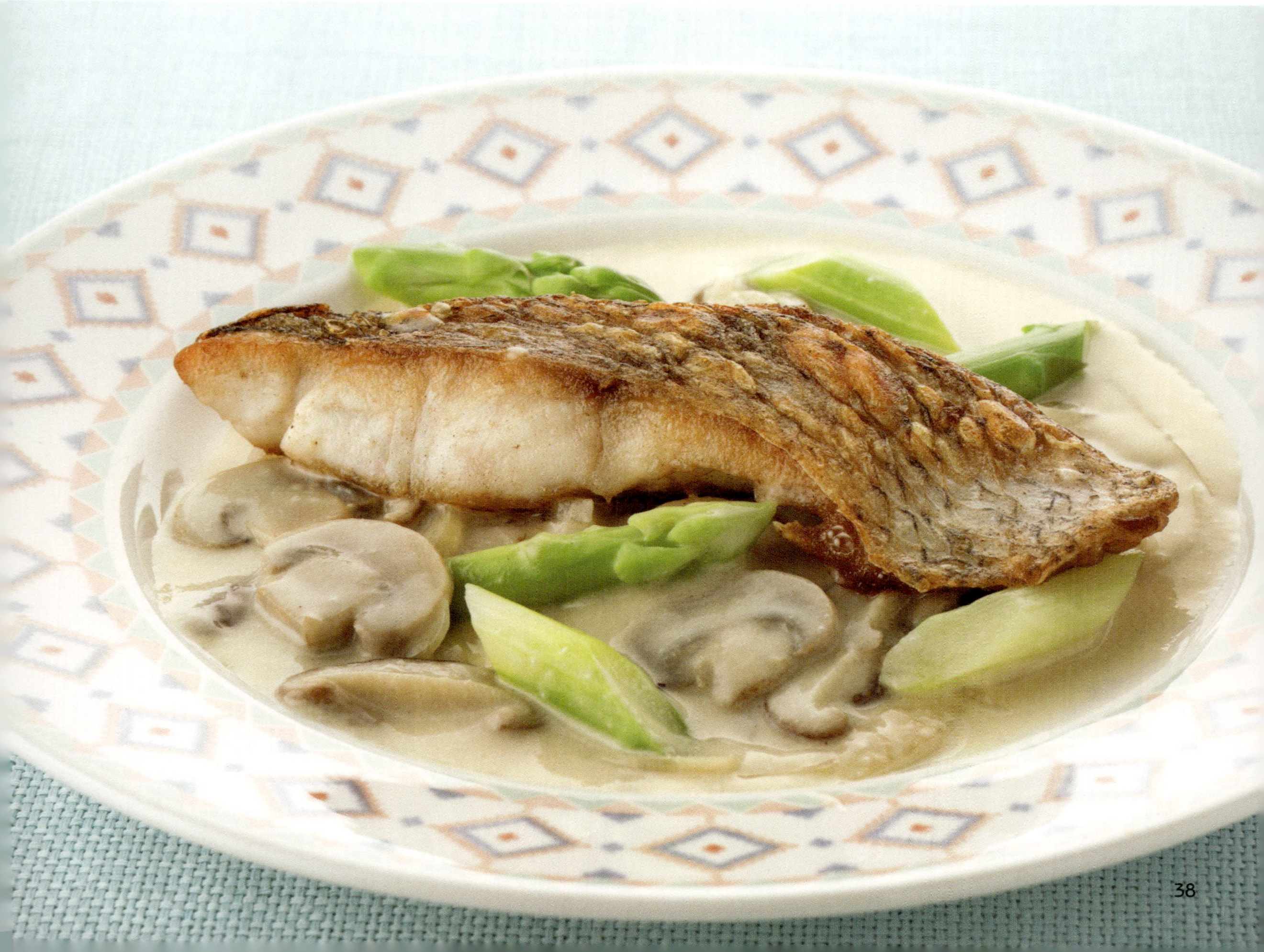

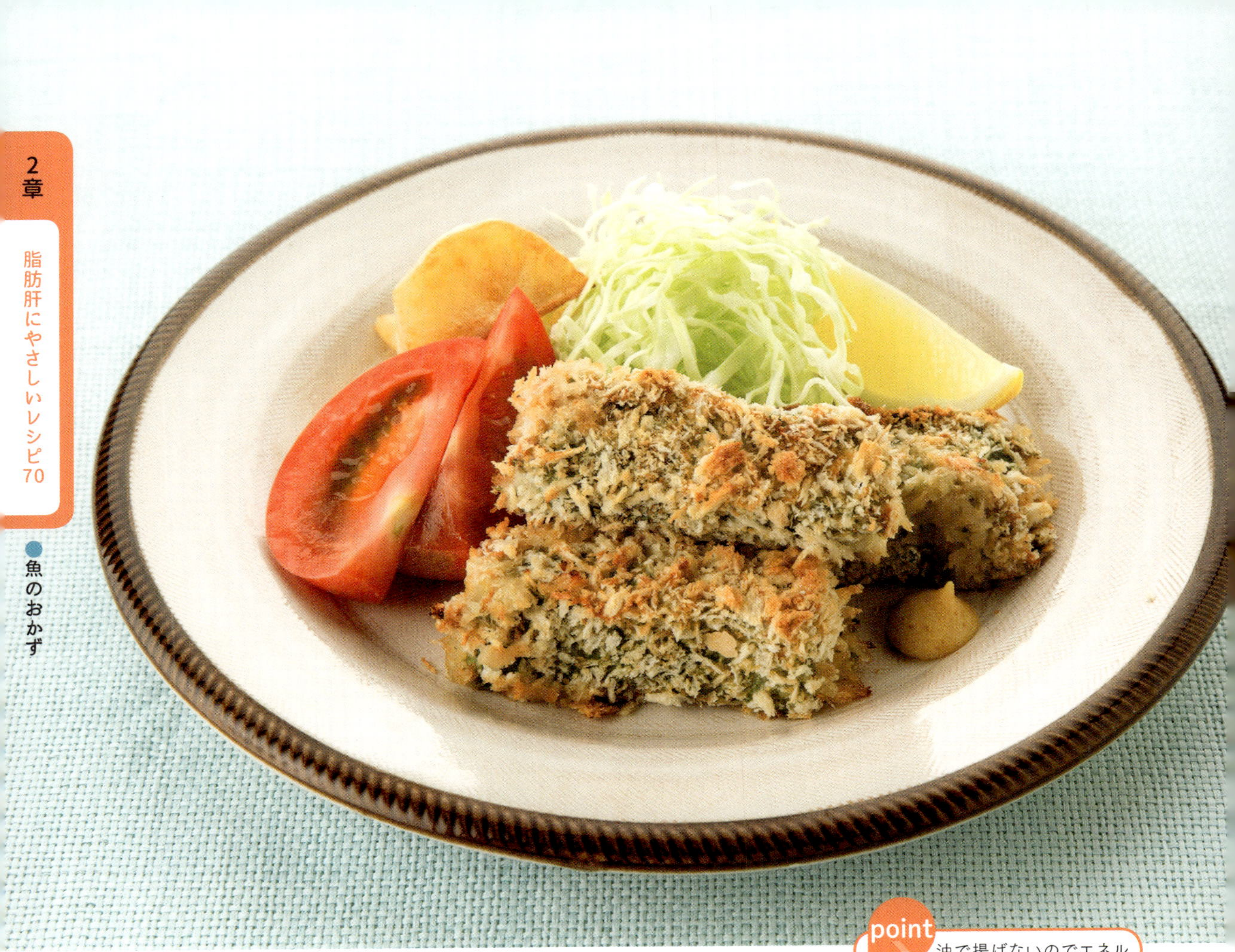

point 油で揚げないのでエネルギー控えめの〝フライ風〟。衣をつけることで、ボリュームが出てサクサクとした食感も楽しめます。野菜を盛り合わせ、見た目も満足。

1人分	エネルギー	脂質	食塩相当量
	254 kcal	6.1 g	1.3 g

脂肪肝にぴったり“揚げないフライ”

マグロの青じそ巻きフライ風

材料（1人分）

マグロ（赤身・刺し身用さく）…70g

a
- しょうゆ…小さじ½（3g）
- みりん…小さじ½（3g）

青じそ…3枚（2g）
小麦粉…大さじ½強（5g）
とき卵…少量（10g）
パン粉…大さじ3弱（8g）

- じゃが芋…¼個（40g）
- バター…小さじ1（4g）

キャベツ…30g
トマト…¼個（40g）
レモン（くし形切り）…1切れ（10g）
練りがらし…少量
ウスターソース…大さじ½強（10g）

作り方

1 マグロは3等分の棒状に切り、**a**を混ぜ合わせてからめ、10分ほどおく。
2 パン粉はフライパンで色よくからいりする。
3 **1**の汁けを軽くきり、青じそを1枚ずつ巻いて小麦粉、とき卵、**2**をつける。オーブントースターで10分ほど焼く。
4 じゃが芋はくし形に切ってかためにゆで、バターをとかしたフライパンでさっといためる。
5 キャベツはせん切りにし、トマトはくし形に切る。
6 器に**3**、**4**、**5**を盛り合わせ、レモン、練りがらしを添える。好みでキャベツにソースをかける。

1人分	エネルギー 285 kcal	脂質 19.3 g	食塩相当量 1.3 g

酸味がさわやか！冷やしてもおいしい

イワシのマリネ

point イワシの脂肪はEPAやDHAなどの不飽和脂肪酸を多く含み、脂肪肝におすすめの魚です。開いてあるイワシを購入すると簡単に調理できます。

材料（1人分）

イワシ…2尾（80g）
塩…少量

小麦粉…大さじ½弱（4g）

サラダ油…小さじ1¼（5g）

玉ねぎ…20g
パプリカ（黄）…25g
セロリ…25g
きゅうり…20g

a
赤とうがらし…⅓本
ローリエ…½枚
オリーブ油…小さじ¾（3g）
酢…小さじ1⅕（6g）
レモン果汁…小さじ½強（3g）
塩…ミニスプーン1弱（1g）
こしょう…少量

作り方

1 イワシはうろこを除いて頭と尾を切り落とす。わたを除いて洗い、水けをキッチンペーパーでふく。手開きにして中骨と腹骨を除き、半分に切る。塩をふってしばらくおく。
2 玉ねぎ、パプリカはそれぞれ薄切りにする。セロリは小口切りにし、きゅうりはせん切りにする。
3 バットなどに **a** の材料を入れて混ぜ合わせる。
4 **1** の汁けをふいて、小麦粉を薄くまぶす。
5 フライパンに油を熱して **4** の皮目を下にして並べ入れ、中火でカリッとなるまで3〜4分焼き、裏返して同様に3〜4分焼く。熱いうちに **3** に浸す。
6 **2** も加えて混ぜ合わせ、味がなじむまでおく。

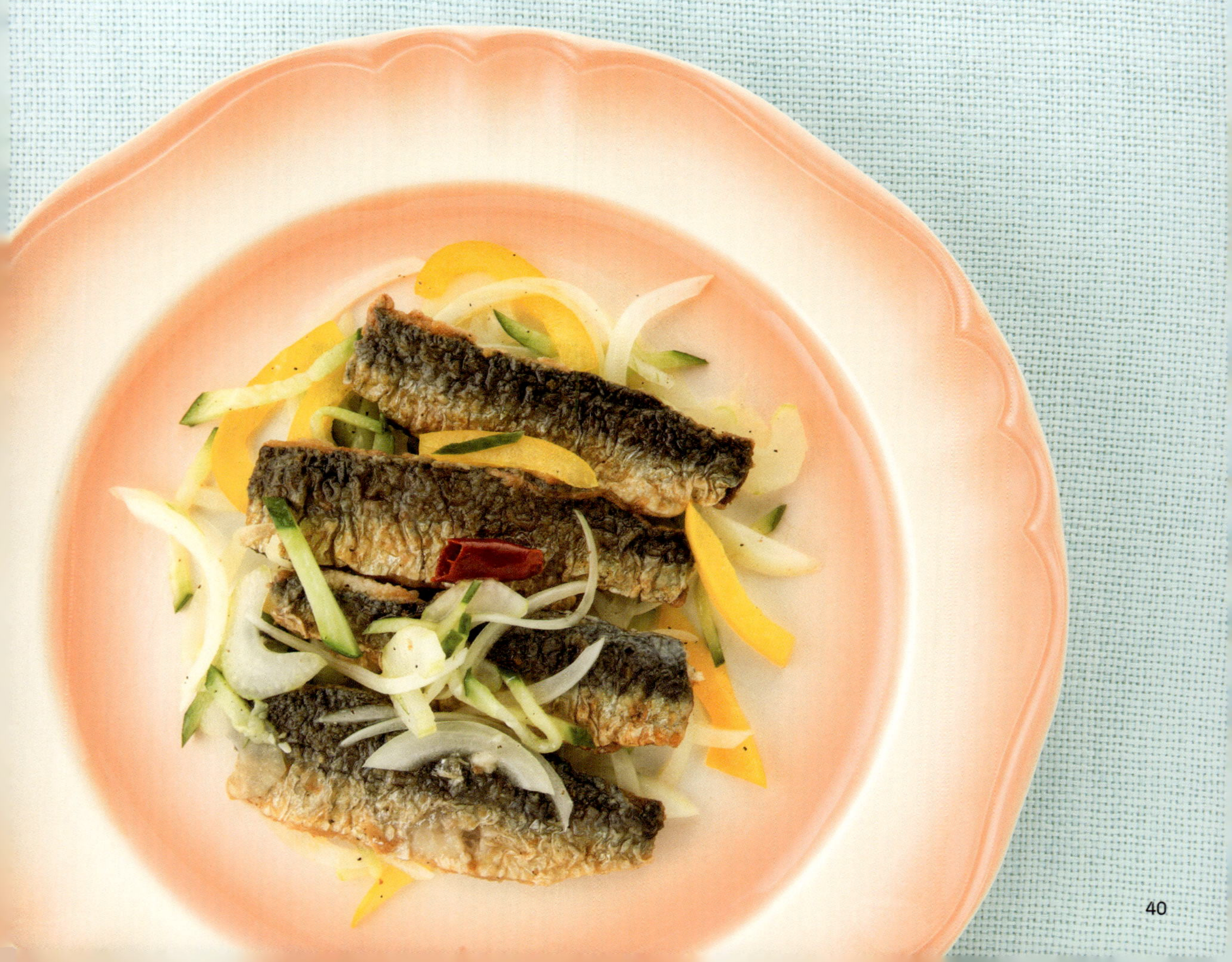

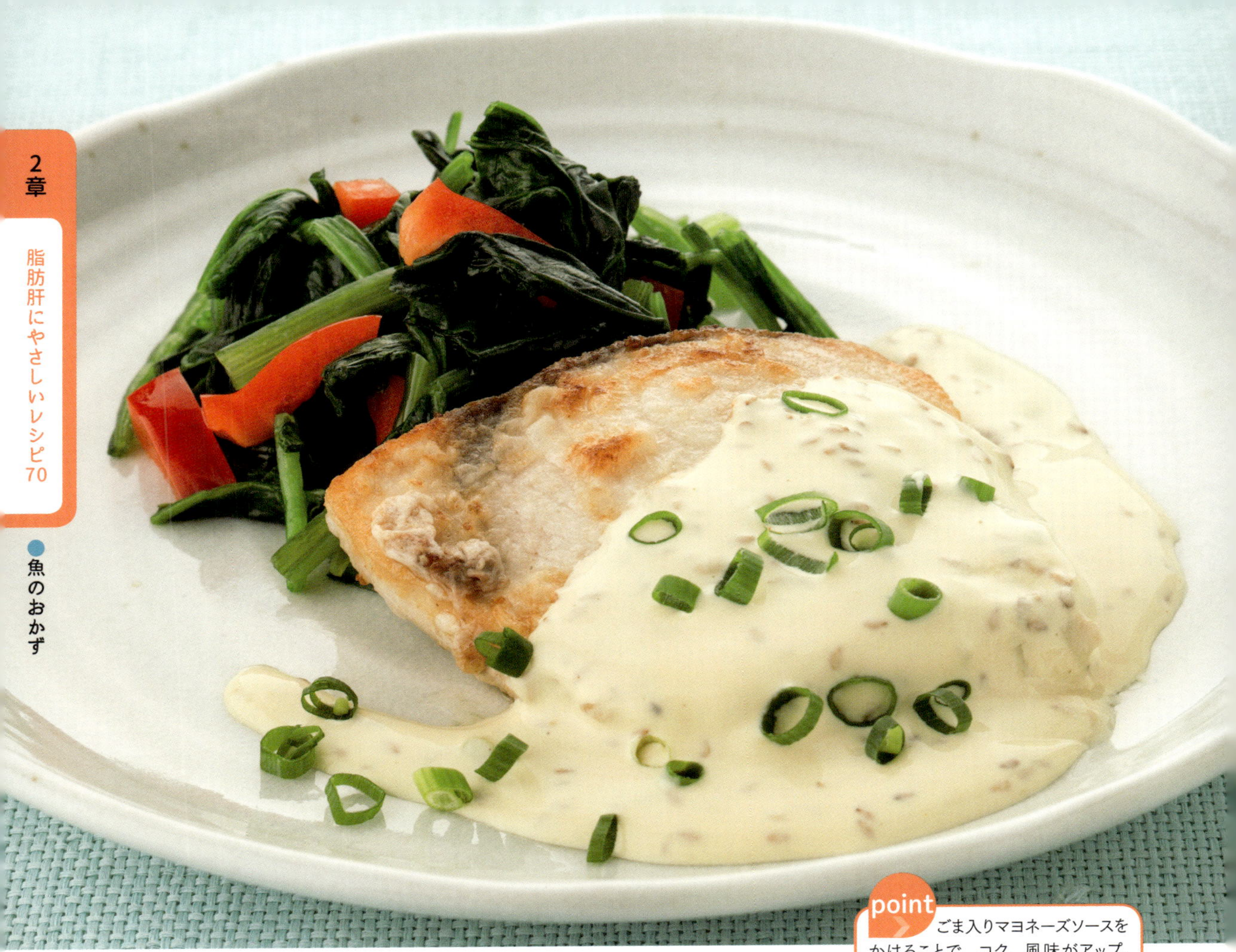

point ごま入りマヨネーズソースをかけることで、コク、風味がアップ。ほうれん草の鉄は非ヘム鉄なので、気にしないで食べられます。

1人分	エネルギー	脂質	食塩相当量
	285 kcal	20.4 g	0.5 g

まろやかなソースでムニエルがワンランクアップ

メカジキのムニエル　ごま入りマヨネーズソース

材料（1人分）

メカジキ…1切れ（100g）
- 塩…少量
- こしょう…少量
- 小麦粉…大さじ ½ 強（5g）

サラダ油…小さじ1¼（5g）

a
- おろししょうが…小さじ1（5g）
- マヨネーズ（カロリーハーフタイプ）…大さじ ½（6g）
- 牛乳…小さじ1⅕（6g）
- いり白ごま…大さじ ½（3g）
- しょうゆ…ミニスプーン 1 弱（1g）
- 練りがらし…少量

ほうれん草…3株（60g）
パプリカ（赤）…10g
オリーブ油…小さじ ½（2g）
塩…少量
こしょう…少量
小ねぎ（小口切り）…少量

作り方

1 カジキは汁けをふいて塩、こしょうをふり、小麦粉を薄くまぶす。
2 フライパンに油を熱し、**1** を入れて、両面がきつね色になるまで焼いて火を通す。
3 **a** の材料を混ぜ合わせる。
4 ほうれん草はさっとゆでて水にとり、水けを絞って4cm長さに切る。パプリカは 5mm幅に切る。
5 フライパンにオリーブ油を熱し、**4** をさっといためる。塩、こしょうで調味する。
6 器に **2**、**5** を盛り合わせる。**3** をかけ、小ねぎを散らす。

低脂肪、高たんぱく質の豆腐、大豆製品、アミノ酸バランスが優れた卵は、献立に活用したい食品です。卵のコレステロールは食べすぎなければだいじょうぶ。

1人分	エネルギー	脂質	食塩相当量
	263 kcal	16.6 g	0.9 g

じゃが芋のほくほくとした食感がおいしい！

スペイン風オムレツ

材料（作りやすい分量・3人分）

卵…3～4個（225g）
　塩…ミニスプーン1¼（1.5g）
　こしょう…少量
ベーコン…1枚弱（15g）
じゃが芋…1½個（180g）
玉ねぎ…小⅓個（45g）
オリーブ油…大さじ2（24g）
ミニトマト…6個（60g）
ブロッコリー…6房（90g）

point じゃが芋入りのボリュームのあるオムレツです。じゃが芋をつぶしながらいためるのがポイント。

作り方

1 じゃが芋は薄切りにし、玉ねぎはみじん切りにする。ベーコンは5㎜四方に切る。
2 卵はときほぐし、塩、こしょうを加えて混ぜ合わせる。
3 フライパンに½量のオリーブ油を熱し、**1**を入れて弱火でいためる。じゃが芋をフォークなどでつぶしながら、やわらかくなるまでいためる。
4 熱いうちに**2**に加えて混ぜ合わせる。
5 フライパンに残りのオリーブ油を熱し、**4**を流し入れる。かき混ぜて半熟になったら弱火にしてじっくりと焼く。こんがり焼けたら裏返し、ふたをして中まで火を通す。
6 3等分に切り分け、さらに半分に切って器に盛る。
7 ブロッコリーはやわらかくゆで、湯をきる。ミニトマトとともに**6**に添える。

1人分	エネルギー	脂質	食塩相当量
	202 kcal	11.2 g	2.5 g

淡泊な味わいの豆腐にカキのうま味、オイスターソースのコクをプラス

豆腐とカキのオイスターソースからめ

材料（1人分）

もめん豆腐…⅓丁（100g）
カキ…4個（60g）
青梗菜《ちんげんさい》…½株（50g）
ねぎ…20g
きくらげ（もどす）…10g
にんにく（みじん切り）…少量
しょうが（みじん切り）…少量
サラダ油…小さじ¾（3g）
ごま油…小さじ¾（3g）
a 酒…大さじ½強（8g）
　オイスターソース…大さじ½弱（8g）
　しょうゆ…小さじ1弱（5g）
　こしょう…少量
　かたくり粉…小さじ⅔（2g）
　水…小さじ1（5g）

作り方

1 カキはよく洗って水けをきる。
2 豆腐は4～6等分に切る。
3 青梗菜はさっとゆでて水にとり、水けをきって3～4㎝長さに切る。
4 ねぎは斜め切りにする。きくらげは一口大に切る。
5 フライパンにサラダ油とごま油を熱してにんにくとしょうがをいためる。香りが立ったら**4**、**1**の順に加えていためる。
6 **2**、**3**を加えてさっといため合わせ、**a**を加え混ぜる。水どきかたくり粉を加えてとろみをつける。

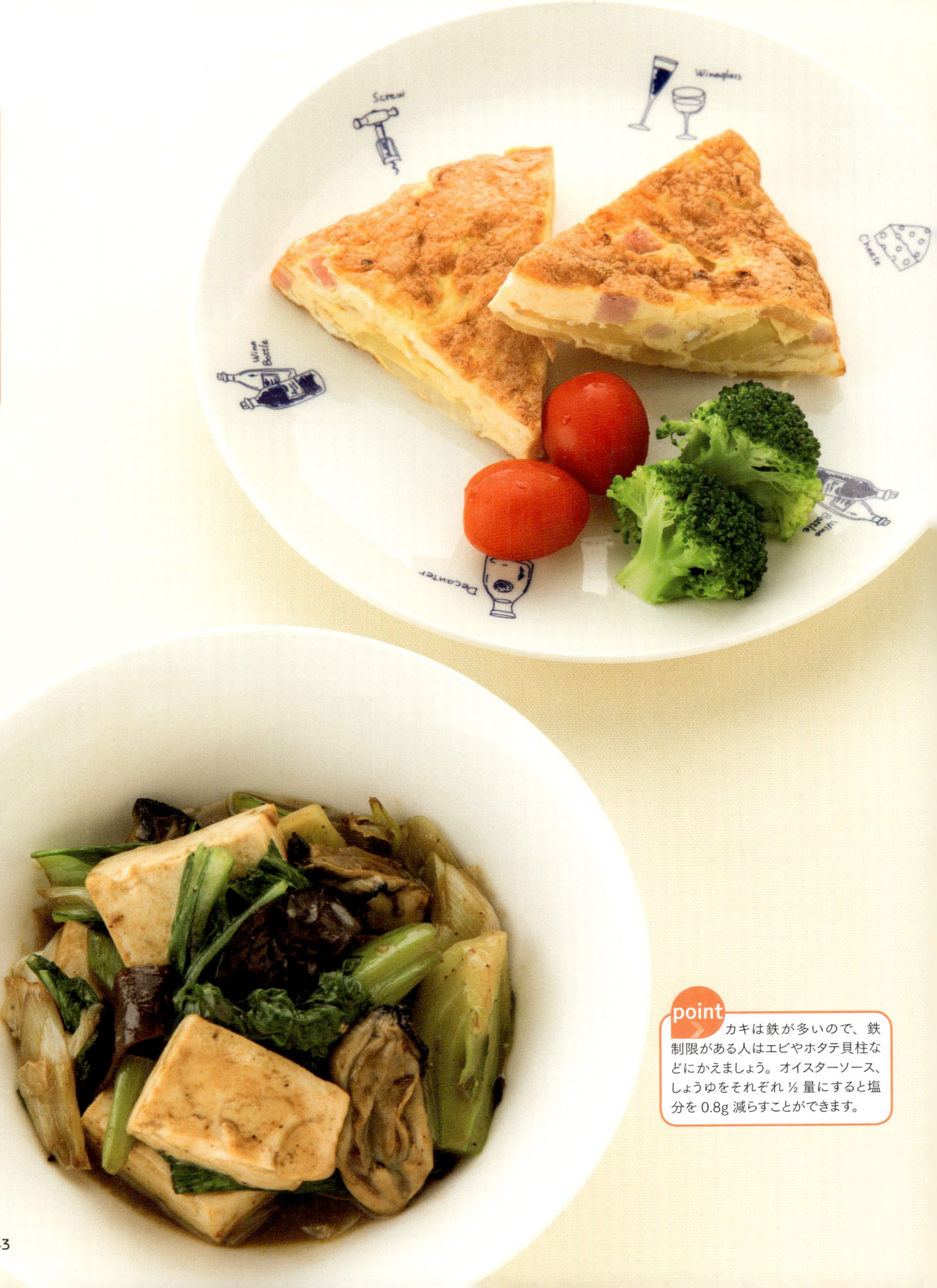

point カキは鉄が多いので、鉄制限がある人はエビやホタテ貝柱などにかえましょう。オイスターソース、しょうゆをそれぞれ ½ 量にすると塩分を 0.8g 減らすことができます。

1人分	エネルギー	脂質	食塩相当量
	245 kcal	11.0 g	2.0 g

日もちするので常備菜にも

五目大豆煮 みそ風味

材料（1人分）

ゆで大豆…50g
鶏ひき肉…30g
しょうが（せん切り）…5g
干ししいたけ…2個（5g）
ゆで竹の子…20g
さやいんげん…3本（20g）

a
- みそ…小さじ2（12g）
- 砂糖…小さじ1⅔（5g）
- みりん…小さじ1弱（5g）
- しょうゆ…小さじ½（3g）
- 水…½カップ（100mℓ）

サラダ油…小さじ¾（3g）

作り方

1 干ししいたけは水でもどし、軸を除いて細切りにする。竹の子は1cm角に切る。
2 さやいんげんはさっとゆでて湯をきり、1cm長さに切る。
3 なべに油を熱して、しょうがをさっといため、ひき肉を加えてぽろぽろになるまでいためる。
4 **3** に大豆、**1** を加えていため合わせ、**a** を加える。落としぶたをして弱火で 15 ～ 20 分煮る。
5 ふたをはずし、**2** を加えて強火で汁けをとばす。

point
栄養価が高く“畑の肉”と呼ばれる大豆は毎日とりたい食品の一つ。冷蔵庫で3～4日もつので、多めに作って常備菜にするのもよいでしょう。

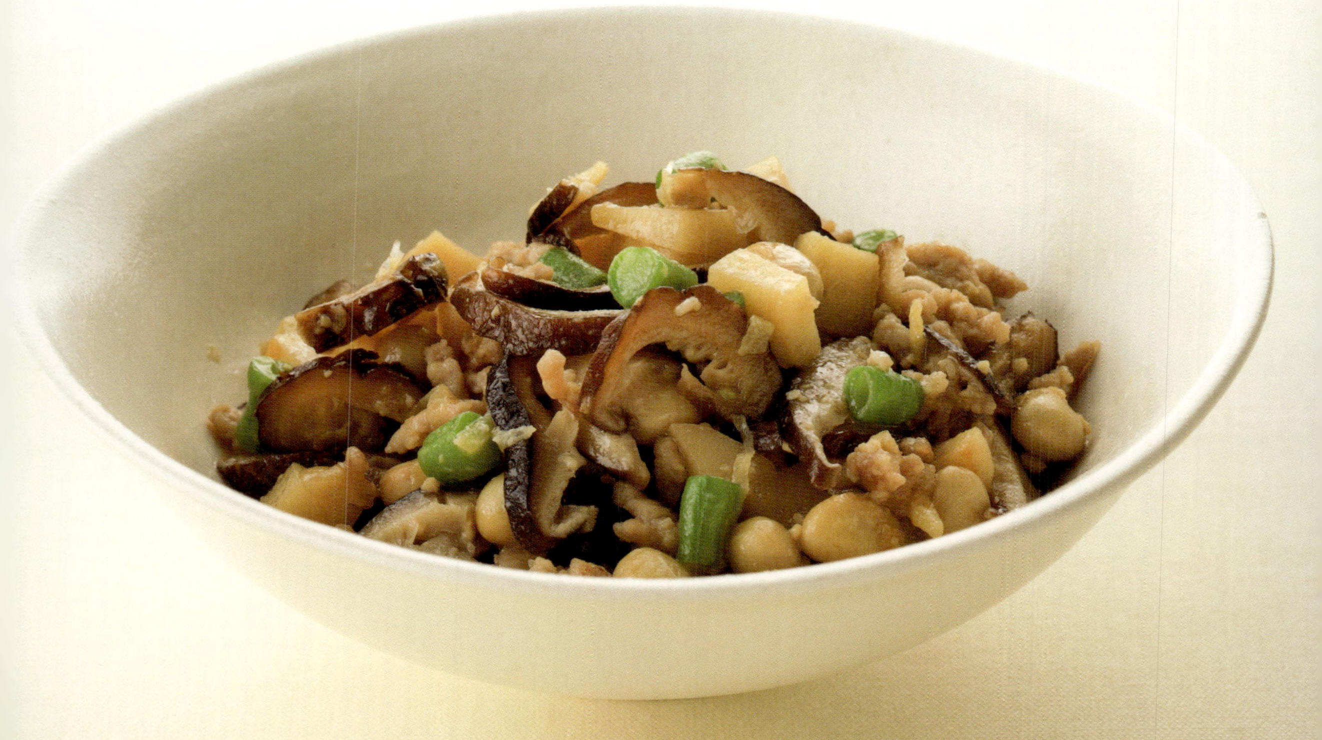

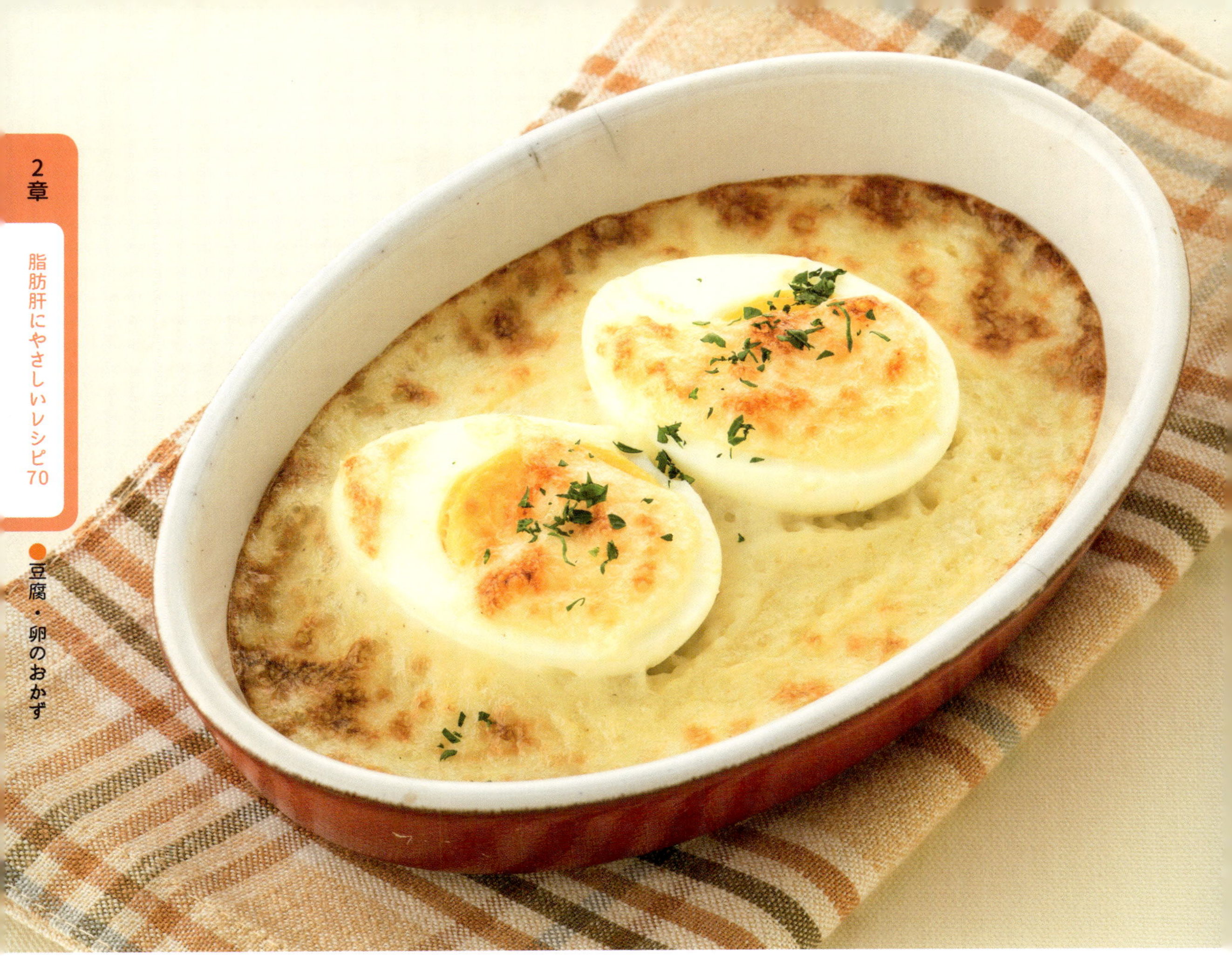

1人分	エネルギー	脂質	食塩相当量
	143 kcal	8.3 g	0.7 g

長芋ソースでふんわり＆低エネルギー

卵グラタン

point
長芋をホワイトソースに見立てた低エネルギーのグラタンです。ふわふわとろとろのやさしい口当たりは、朝食にもぴったり。

材料（1人分）

ゆで卵…1個（50g）
- 長芋…50g
- マヨネーズ（カロリーハーフタイプ）…小さじ2½（10g）
- 塩…ミニスプーン ¼（0. 3g）
- こしょう…少量

パセリ（みじん切り）…少量

作り方

1 ゆで卵は縦半分に切る。
2 長芋はすりおろし、マヨネーズを加えてよく混ぜ、塩、こしょうで味をととのえる。
3 耐熱容器に **2** を入れて **1** を並べ、オーブントースターで 10 分ほど焼く。仕上げにパセリをふる。

1人分	エネルギー	脂質	食塩相当量
	267 kcal	14.5 g	1.7 g

香ばしさと薬味のさわやかな香りが好相性

豆腐のかば焼き風 キャベツの梅風味あえ添え

材料（1 人分）

もめん豆腐…½ 丁（150g）
かたくり粉…小さじ2⅔（8g）
青じそ…3枚（2g）
小ねぎ…1 本（5g）
みょうが…¼ 個（5g）
a しょうゆ…小さじ1⅓（8g）
みりん…小さじ1⅓（8g）
砂糖…小さじ1（3g）
サラダ油…小さじ2（8g）
キャベツ…50g
さやえんどう…3枚（10g）
梅干し（塩分 10％のもの）…½ 個（5g）

作り方

1 青じそは縦半分に切り、さらにせん切りにする。
2 小ねぎとみょうがは小口切りにして水に5分ほどさらし、水けをきる。
3 豆腐は厚みを半分に切り、3等分にする。まな板にキッチンペーパーを敷いて豆腐を並べ、水けをとる。豆腐の表面にかたくり粉を薄くまぶす。
4 フライパンに油を熱し、**3** を並べて中火で焼く。焼き色がついたら裏返し、両面を色よく焼く。
5 フライパンを火からおろし、**a** をまわし入れて豆腐にからめる。再び弱火にかけ、つやが出てきたら器に盛り、**1**、**2** をのせる。
6 キャベツはざく切りにして水にくぐらせ、ラップに包む。電子レンジで2分加熱して、汁けをきる。さやえんどうは筋をとり、さっとゆでて湯をきる。
7 梅干しは刻んで **6** とあえ、**5** に添える。

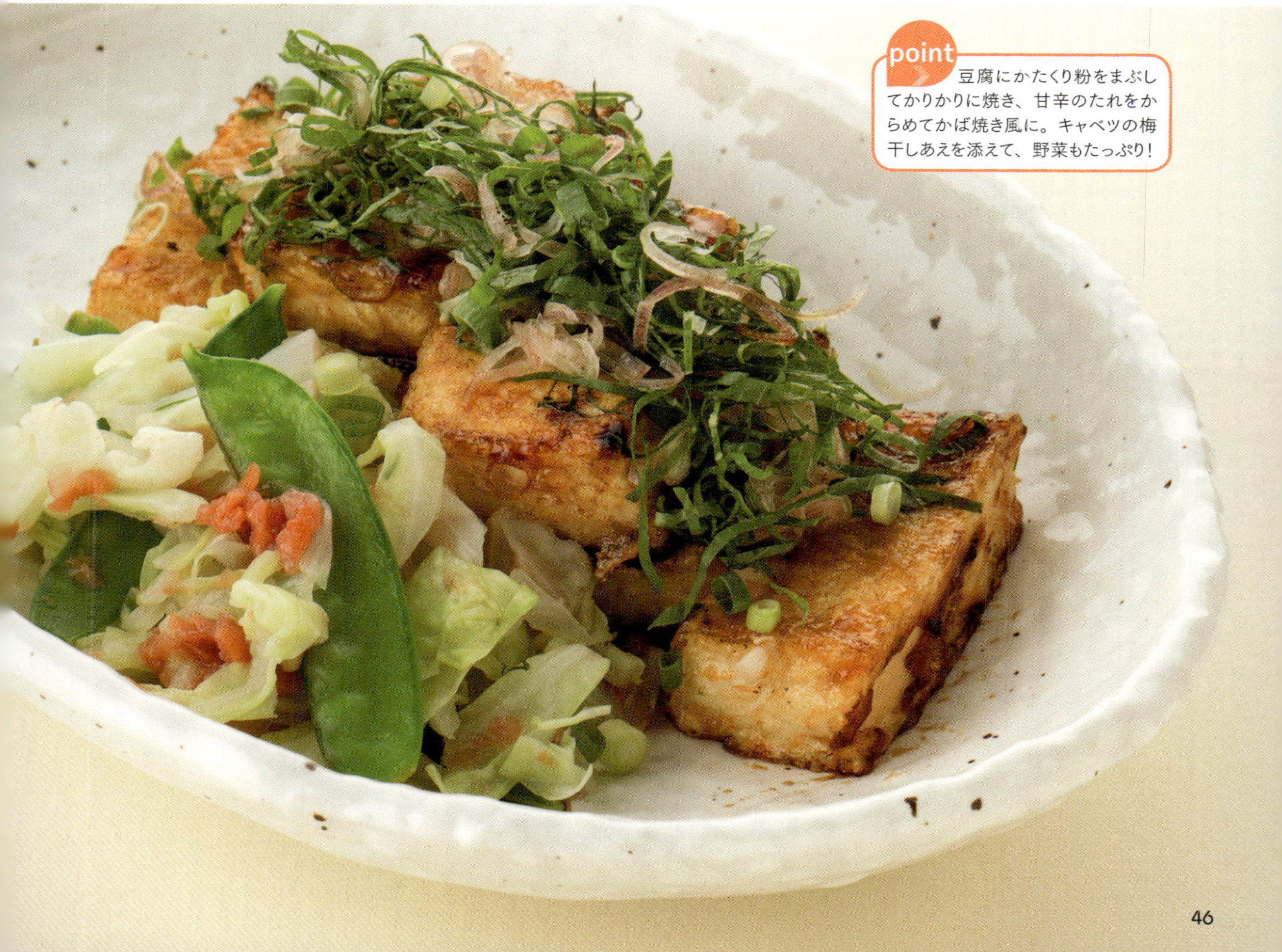

point
豆腐にかたくり粉をまぶしてかりかりに焼き、甘辛のたれをからめてかば焼き風に。キャベツの梅干しあえを添えて、野菜もたっぷり！

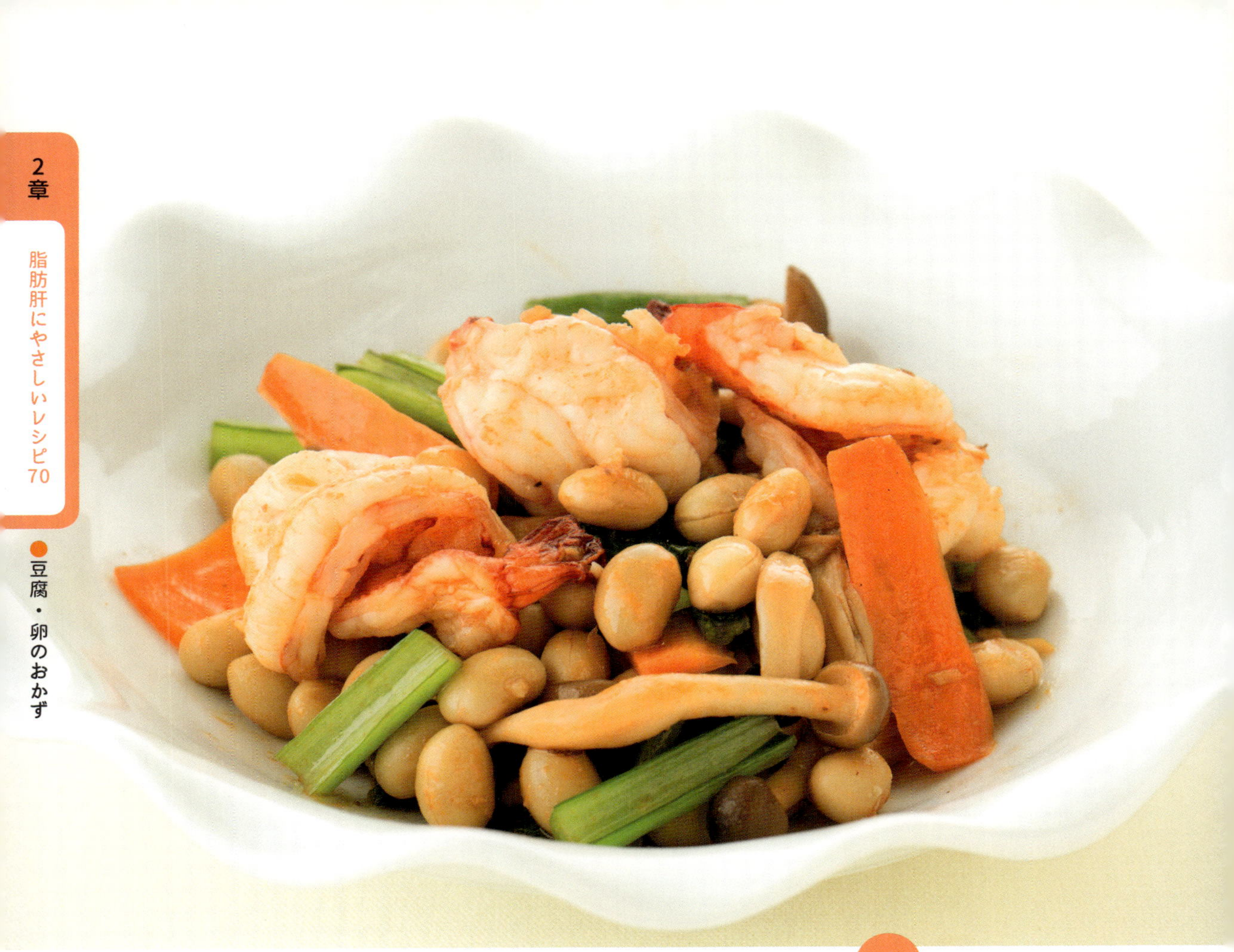

1人分	エネルギー	脂質	食塩相当量
	246 kcal	9.8 g	1.2 g

甘ずっぱい味わいが献立のアクセントに

大豆とエビの甘酢いため

point 大豆は食物繊維が多い食品です。エビを組み合わせてたんぱく質量をアップ。食物繊維がとれる主菜になりました。

材料（1人分）

- ゆで大豆…60g
- 無頭エビ…3尾（60g）
- 塩…少量
- 酒…小さじ1（5g）
- にんじん…8g
- 小松菜…1株（50g）
- しめじ類…20g
- しょうが…少量
- ごま油…小さじ$\frac{1}{2}$（2g）
- サラダ油…小さじ$\frac{1}{2}$（2g）
- a 酢…小さじ$1\frac{3}{5}$（8g）
- 砂糖…小さじ2（6g）
- しょうゆ…小さじ1（6g）
- トマトケチャップ…小さじ$\frac{1}{2}$（3g）

作り方

1 エビは尾と殻を除き、背開きにして背わたをとり、塩と酒をふる。
2 にんじんは短冊切りにする。小松菜は4㎝長さに切る。
3 しめじは石づきを除き、ほぐす。
4 しょうがはみじん切りにする。
5 フライパンにごま油とサラダ油を熱し、**4**と**1**を入れていためる。エビの色がかわったらとり出す。
6 大豆、**2**、**3**を入れていため、野菜に火が通ったら**5**を戻し入れ、**a**を加えてさっと混ぜ合わせる。

1人分	エネルギー	脂質	食塩相当量
	69 kcal	2.1 g	0.5 g

鮮やかな色合いが満足感を高める

じゃが芋とパプリカのオイスターソースいため

材料（1人分）

じゃが芋…⅓個（50g）
パプリカ（赤）…20g
ピーマン…20g
サラダ油…小さじ½（2g）
オイスターソース…小さじ⅓（2g）
塩…ミニスプーン¼（0.3g）

作り方

1 じゃが芋は細切りにし、水にさらして水けをきる。
2 パプリカ、ピーマンは縦半分に切り、さらに横に細切りにする。
3 フライパンに油を熱し、**1**をいためる。透き通ってきたら、**2**を加えてさらにいためる。
4 オイスターソース、塩を加えていため合わせる。

point 糖質の多いじゃが芋は、パプリカ、ピーマンを加えて一品のエネルギーをおさえます。オイスターソースの風味を活かし、塩分は少量でOK。

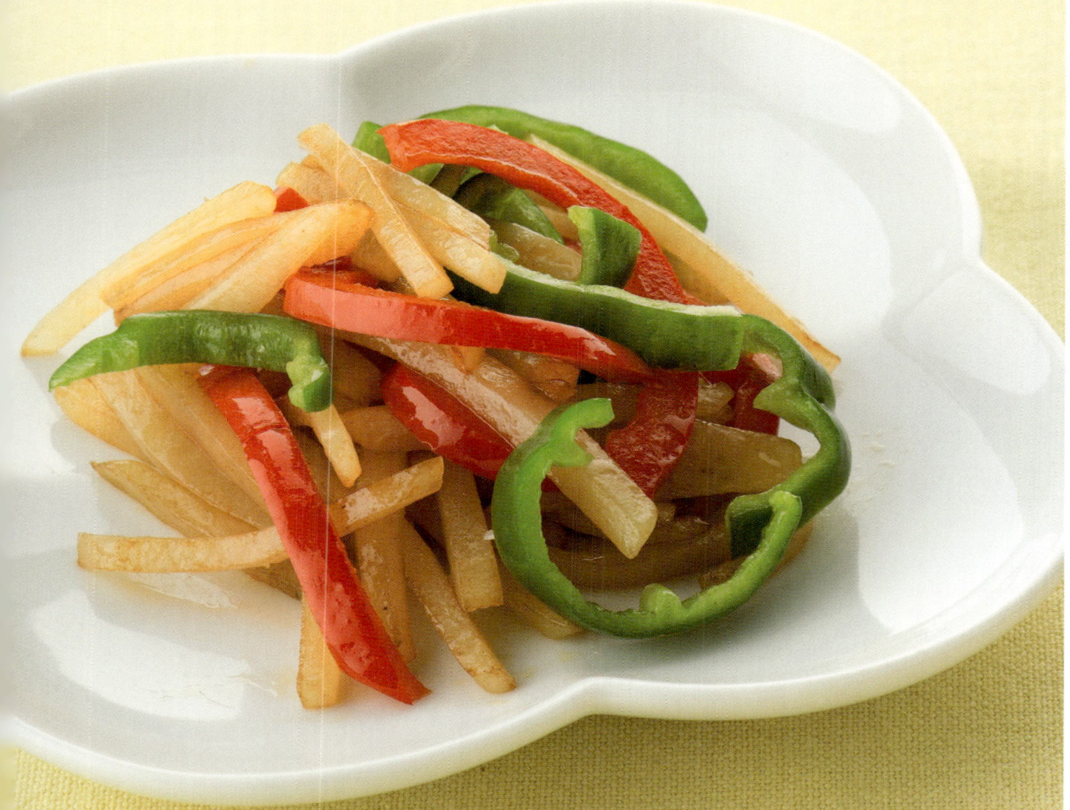

野菜のおかず

ビタミン類、ミネラル類、食物繊維を多く含む野菜のおかず。低エネルギーのきのこ、海藻類もプラスしてバリエーション豊富に。低脂肪、100kcal以下の副菜（サブのおかず）です。

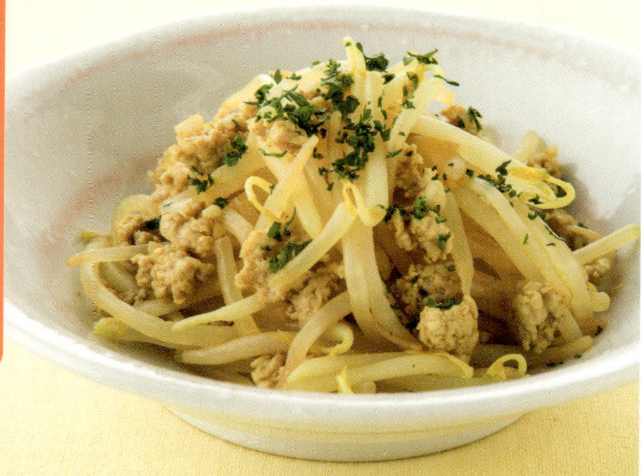

1人分 エネルギー 60 kcal　脂質 2.4 g　食塩相当量 0.5 g

しゃきしゃき食感で食べごたえあり

もやしのカレー風味ソテー

材料（1人分）

もやし…⅓ 袋（70g）
豚ひき肉…20g
サラダ油…小さじ ¼（1g）

a
水…大さじ2（30g）
酒…小さじ1⅕（6g）
塩…ミニスプーン ¼（0.3g）
しょうゆ…ミニスプーン 1 弱（1g）
カレー粉…小さじ ½（1g）

パセリ（みじん切り）…少量

作り方

1 a はよく混ぜ合わせる。
2 フライパンに油を熱してひき肉をいため、1 を加える。
3 肉に火が通ったらもやしを加えていため合わせ、ふたをして蒸し煮にする。
4 3 を器に盛り、パセリを散らす。

point 価格が安定したもやしは低エネルギーで、火を通してもかさがあまり変わらないのが魅力です。シャキシャキとした歯ごたえで満足感も得られます。

1人分 エネルギー 54 kcal　脂質 1.4 g　食塩相当量 1.5 g

こんぶのうま味と食感を楽しめる一品

刻みこんぶのいり煮

材料（1人分）

刻みこんぶ…乾 8g
にんじん …15g
さつま揚げ…10g
サラダ油 ‥小さじ ¼（1g）
カツオだし…大さじ1⅓（20g）

a
しょうゆ…小さじ ½（3g）
みりん…小さじ1（6g）

作り方

1 刻みこんぶは水にもどして塩抜きをする。水けをきり、キッチンばさみで食べやすい長さに切る。
2 にんじんは4㎝長さのせん切りにし、さつま揚げは薄切りにする。
3 なべに油を熱し、1、2 を入れていためる。
4 だしを加え、煮立ったら a を加えて煮含ませる。

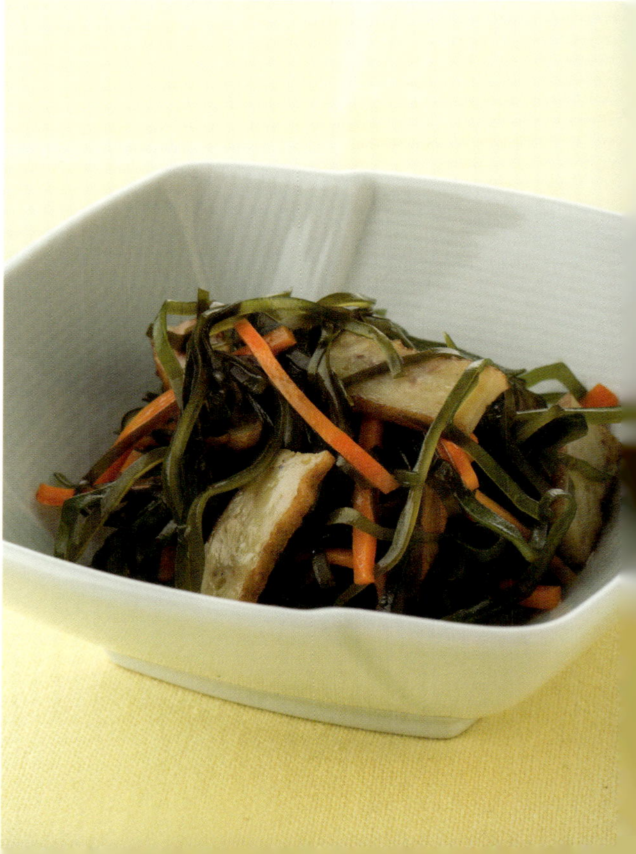

point 刻みこんぶは水にもどして塩抜きすると、塩分を半分以下に減らすことができます。食材を組み合わせて、こんぶのうま味とさまざまな食感を楽しみましょう。

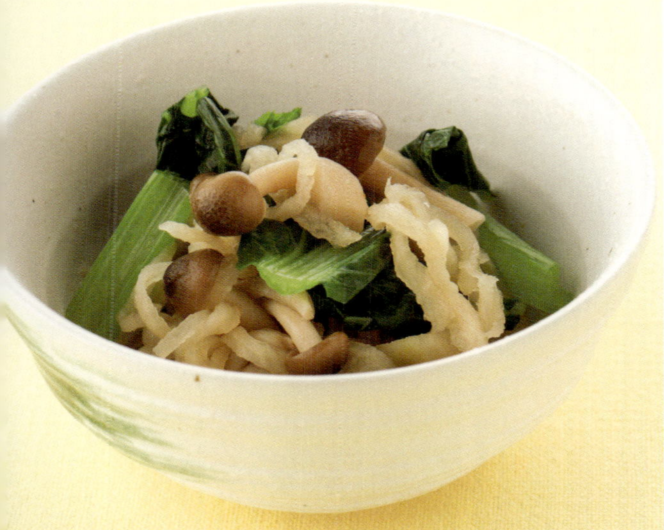

point
ストック食材の代表「切り干し大根」は、生の大根とは違ったうま味、豊富な食物繊維が魅力です。ビタミンＣ、β－カロテン、カルシウムが豊富な小松菜を合わせて。

1人分	エネルギー	脂質	食塩相当量
	42 kcal	0.3 g	0.7 g

ストック食材でごはんに合う常備菜

切り干し大根の煮浸し

材料（1人分）

切り干し大根…乾7g
小松菜…1株（30g）
しめじ類…30g
カツオだし…¼カップ（50g）
a しょうゆ…小さじ⅔（4g）
　みりん…小さじ½（3g）

作り方

1 切り干し大根は水でもどし、水けを絞る。
2 小松菜は色よくゆで、水にとる。水けを絞り、4cm長さに切る。
3 しめじは石づきを除き、ほぐす。
4 なべにだしを入れて火にかける。ひと煮立ちしたら**1**、**2**、**3**、**a**を加えて煮る。火を消しててそのまま冷まし、味をなじませる。

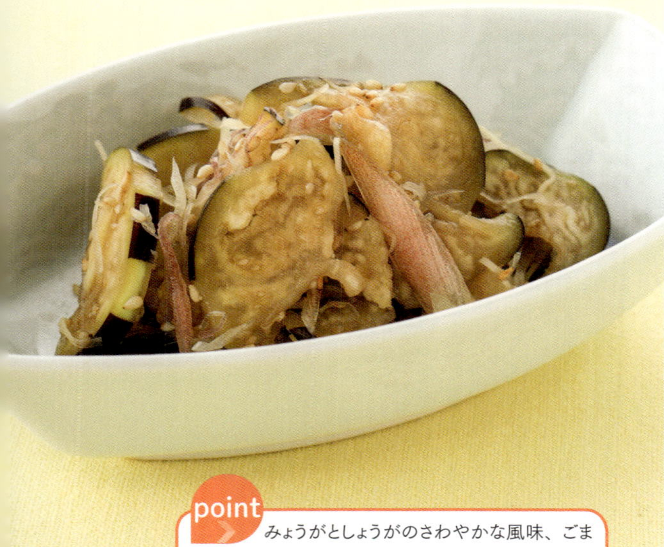

point
みょうがとしょうがのさわやかな風味、ごまとこんぶ茶のうま味が加わり、塩分控えめでもおいしく食べられます。こんぶ茶を刻みこんぶにかえても。

1人分	エネルギー	脂質	食塩相当量
	29 kcal	1.2 g	1.0 g

さっぱりとした味わいで香り豊かな箸《はし》休め

なすとみょうがの漬物

材料（1人分）

なす…1本（60g）
みょうが…1個（20g）
しょうが（薄切り）…1枚（3g）
a いり白ごま…小さじ1（2g）
　塩…ミニスプーン½弱（0.5g）
　こんぶ茶…小さじ⅓（1g）

作り方

1 なすは皮をしま目にむく。縦半分に切り、さらに半月形に切る。水にさらし、水けをきる。
2 みょうがは縦半分に切り、さらに縦にせん切りにする。しょうがはせん切りにする。
3 ボールに**1**、**2**、**a**を入れて混ぜ合わせ、しんなりとなるまでおく。

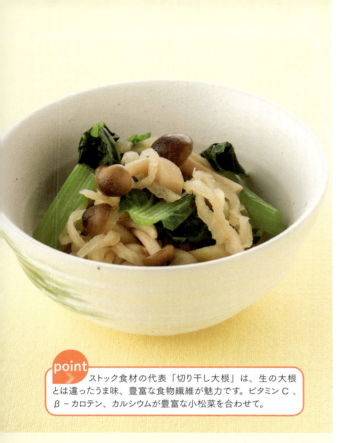

1人分	エネルギー	脂質	食塩相当量
	75 kcal	4.2 g	0.4 g

花が咲いたような色鮮やかなサラダ

温野菜のミモザサラダ

材料（1 人分）

ブロッコリー…4房（60g）
さやいんげん…3本（20g）
ゆで卵…⅓ 個（18g）

a
マヨネーズ（カロリーハーフタイプ）…大さじ ½（6g）
酢…小さじ1⅕（6g）
粒入りマスタード…小さじ⅖（2g）

作り方

1 さやいんげんは半分の長さに斜めに切る。
2 **1**、ブロッコリーをやわらかくゆでる。湯をきり、器に盛る。
3 ゆで卵は白身と黄身に分ける。白身はあらみじん切りにし、**a** を混ぜて **2** にかける。黄身はおろし金でおろしながらかける。

point ブロッコリーはビタミン C、カリウム、食物繊維が豊富な食材です。カロリーハーフタイプのマヨネーズを使ったドレッシングであえて、エネルギーを控えましょう。

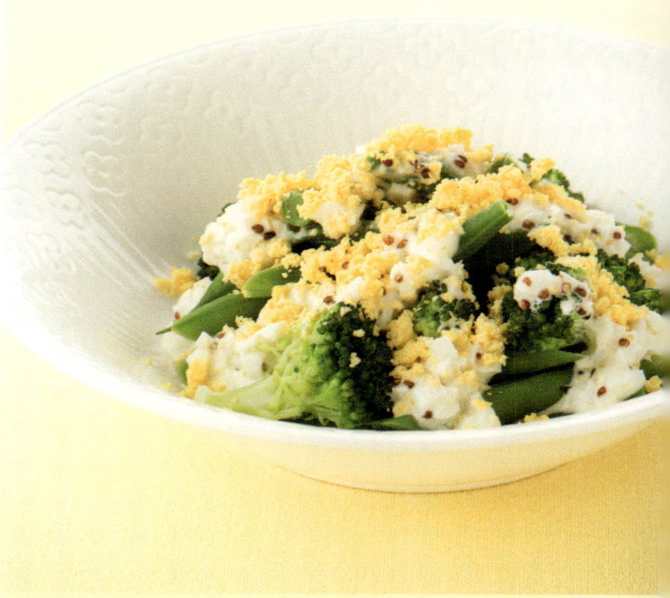

1人分	エネルギー	脂質	食塩相当量
	26 kcal	0.1 g	0.3 g

材料と調味料を入れて保存も OK

きゅうりとセロリの簡単ピクルス

材料（1 人分）

きゅうり…½ 本（50g）
セロリ（茎と葉）…25g
塩…ミニスプーン ¼（0.3g）

a
レモン果汁…6g
砂糖…小さじ1（3g）
酢…小さじ2（10g）

作り方

1 きゅうりは縦半分に切り、さらに斜め薄切りにする。
2 セロリは茎と葉に分け、茎は皮をむく。それぞれ食べやすい長さに切る。
3 **1**、**2** に塩をふってしばらくおく。水けが出たら軽く絞る。
4 食品用保存袋に **3**、**a** を入れて真空状態にし、味をなじませる。

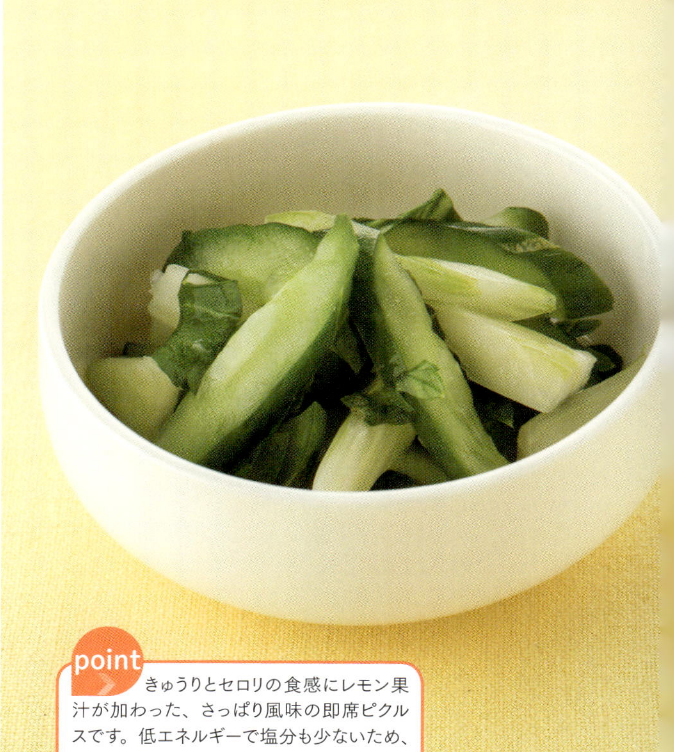

point きゅうりとセロリの食感にレモン果汁が加わった、さっぱり風味の即席ピクルスです。低エネルギーで塩分も少ないため、食べすぎの心配がありません。

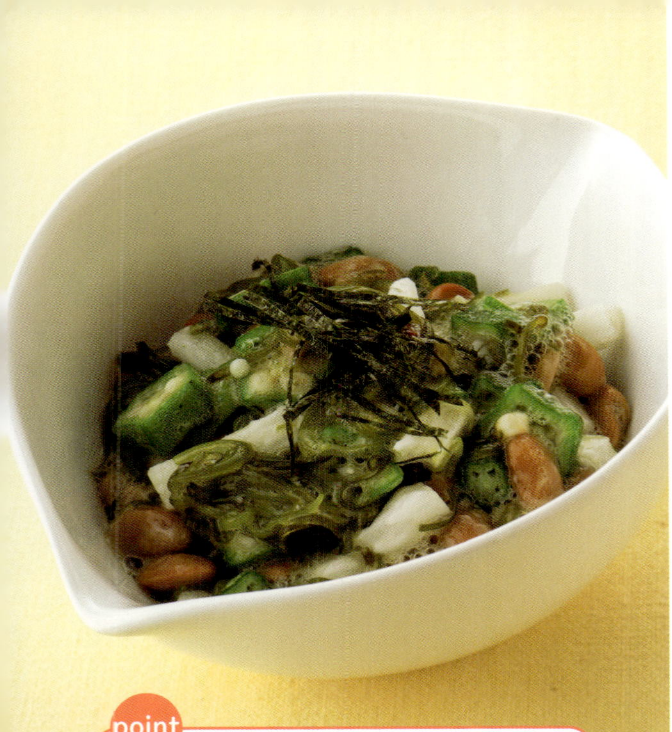

point オクラ、納豆、めかぶ、長芋のねばねば食材を組み合わせて、不足しがちな食物繊維を補える一品に。食感の違いを楽しみながら、よく噛《か》んでいただきましょう。

1人分	エネルギー	脂質	食塩相当量
	70 kcal	2.7 g	0.3 g

食物繊維の宝庫“ねばねば食材”が勢ぞろい

オクラ納豆

材料（1 人分）

オクラ…2本（24g）
納豆…小1パック（25g）
納豆のたれ…小さじ ½（3g）
めかぶ…15g
長芋…15g
刻みのり…少量

作り方

1 オクラは塩少量をふってこすり、ゆでる。水にとって水けをきり、小口切りにする。
2 長芋は細切りにする。
3 ボールに納豆、めかぶ、**1**、**2**、納豆のたれを入れて混ぜ合わせる。
4 器に盛り、のりを散らす。

1人分	エネルギー	脂質	食塩相当量
	55 kcal	1.2 g	0.8 g

たたいてしゃきしゃき感をアップ

れんこんのめんつゆ煮

材料（1 人分）

れんこん…½ 節（50g）
エリンギ…15g
サラダ油…小さじ ¼（1g）
めんつゆ（3倍希釈タイプ）…小さじ1強（8g）
赤とうがらし（小口切り）…少量

作り方

1 れんこんは縦半分に切り、すりこ木でたたいて割れ目を入れる。薄切りにして水にさらし、水けをきる。
2 エリンギは長さを半分に切り、縦に薄く切る。
3 フライパンに油を熱し、**1**、**2** をいためる。めんつゆ、赤とうがらしを加えてひと煮立ちさせる。

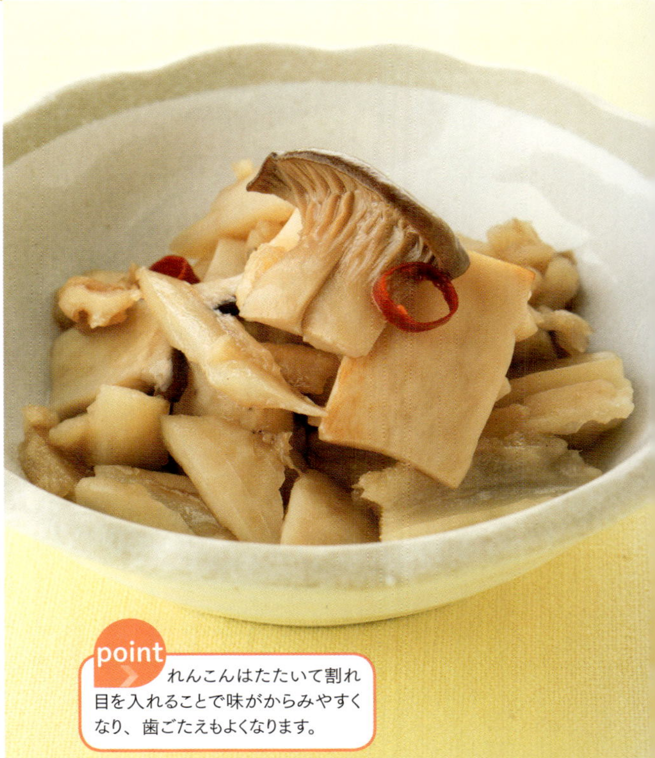

point れんこんはたたいて割れ目を入れることで味がからみやすくなり、歯ごたえもよくなります。

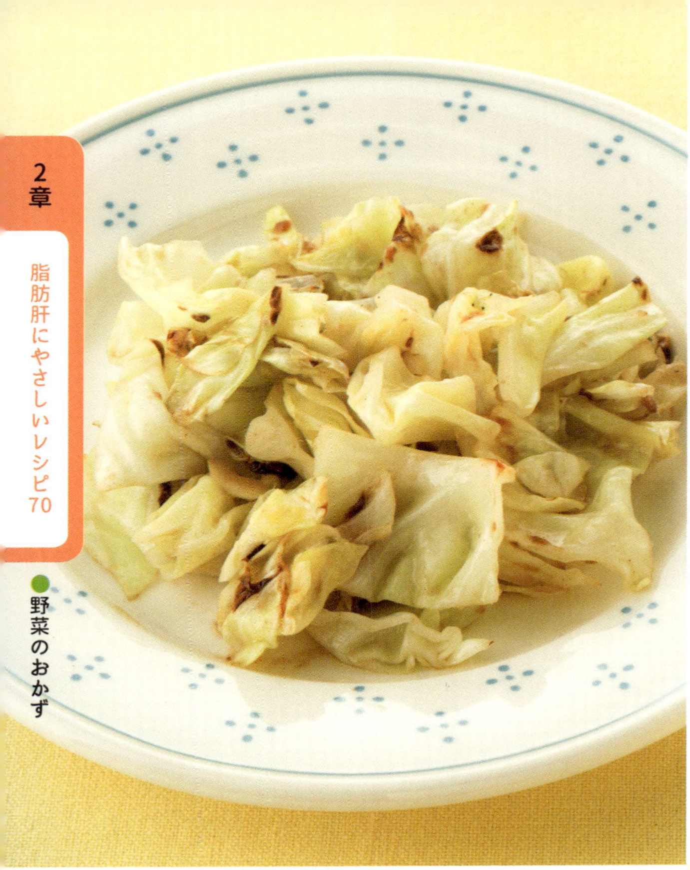

1人分	エネルギー	脂質	食塩相当量
	41 kcal	2.5 g	0.7 g

キャベツのおいしさが引き立ついため物

キャベツのアンチョビーソテー

材料（1 人分）

キャベツ…65g
アンチョビー（缶詰め）…2枚（5g）
オリーブ油…小さじ ½（2g）
こしょう…少量

作り方

1 キャベツは芯《しん》を除き、4㎝四方に切る。
2 アンチョビーは 1㎝幅に切る。
3 フライパンにオリーブ油を熱し、**1** を入れていためる。しんなりとなったら、**2**、こしょうを加えていため合わせる。

point
アンチョビーの塩けとうま味、オリーブ油のコクがキャベツによく合います。ゆでキャベツにして、アンチョビーとオリーブ油を混ぜたソースをかけてもよいでしょう。

1人分	エネルギー	脂質	食塩相当量
	46 kcal	3.1 g	1.1 g

茎と葉の違った食感を楽しめる

青梗菜《ちんげんさい》のとろみいため

材料（1 人分）

青梗菜…1株（100g）
にんにく（みじん切り）
…小さじ ½（2g）
ごま油…小さじ ¾（3g）

a 中国風ブイヨン
…小さじ ⅓（1g）
水…大さじ 4（60g）
塩…ミニスプーン ½ 弱（0.5g）

かたくり粉…小さじ ½（1.5g）
水…小さじ1⅕（6g）

作り方

1 青梗菜は茎と葉に切り分ける。茎の部分は6～8等分に切り、葉は3～4㎝長さに切る。
2 フライパンにごま油を熱してにんにくをいためる。**1** の茎、葉の順に加えていため、しんなりとなったら **a** を加えていため合わせる。
3 ひと煮立ちしたら、水どきかたくり粉をまわし入れてとろみをつける。

point
カルシウムと鉄が豊富な青梗菜。野菜に含まれる鉄は非ヘム鉄のため、あまり意識しなくてもよいでしょう。とろみをつけることで、にんにくの風味が全体になじみます。

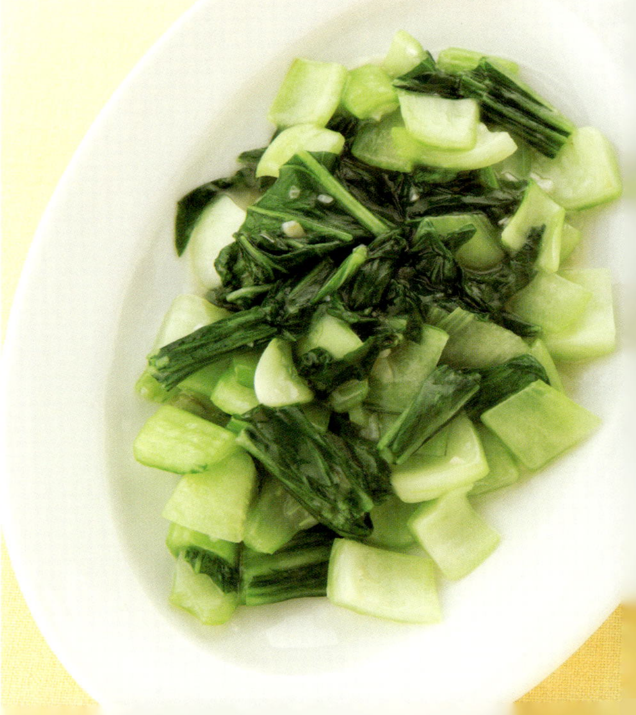

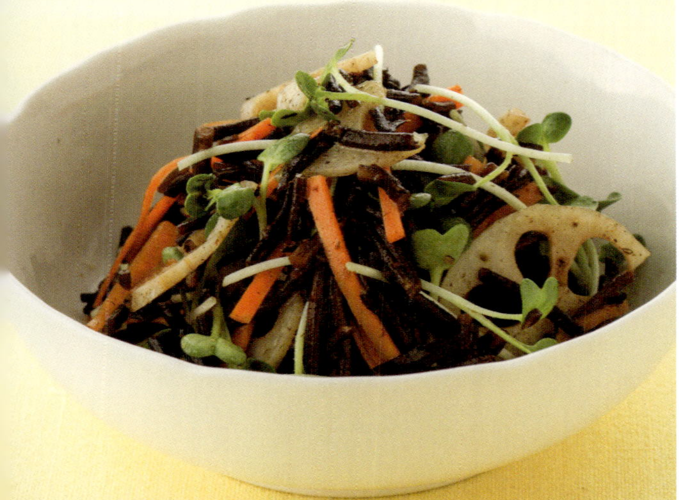

point
ひじきに含まれる鉄は非ヘム鉄。しかも多くのひじきはステンレス釜製なので7g あたりの鉄含有量は 0.4mg と少なめです。

1人分	エネルギー	脂質	食塩相当量
	71 kcal	3.3 g	0.9 g

豊富な食物繊維＆歯ごたえで満足感！

ひじきとれんこんのサラダ

材料（1 人分）

ひじき…乾7g
れんこん…30g
にんじん…15g
貝割れ菜…10g

a
塩…ミニスプーン$\frac{1}{6}$（0.2g）
こしょう…少量
酢…小さじ$\frac{4}{5}$（4g）
しょうゆ…小さじ $\frac{1}{3}$（2g）
オリーブ油…小さじ $\frac{3}{4}$（3g）
酒…小さじ$\frac{3}{5}$（3g）

作り方

1 ひじきは水でもどす。水けをきり、フライパンでからいりして水けをとばす。
2 れんこんは薄い半月切りにして水にさらし、水けをきる。なべにひたひたの水、酢少量（分量外）を入れて火が通るまでゆで、湯をきる。
3 にんじんは 4 ～ 5cm長さのせん切りにする。
4 貝割れ菜は根を除き、長さを半分に切る。
5 ボールに **1**、**2**、**3**、**4**、**a** を入れて混ぜ合わせる。

point
低エネルギー食品として知られるわかめと糸かんてん。食物繊維が豊富なので腹もちがよくなり、食感も楽しめるサラダに。

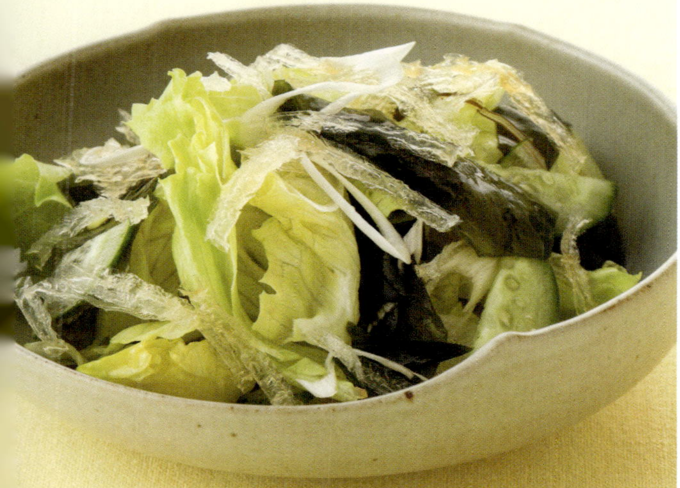

1人分	エネルギー	脂質	食塩相当量
	20 kcal	0.1 g	0.8 g

超低エネルギーのサラダで肥満解消

海藻サラダ

材料（1 人分）

レタス…1枚（30g）
ねぎ…10g
きゅうり…20g
塩蔵わかめ…6g
糸かんてん…乾1g
和風ノンオイル
ドレッシング（市販品）
…小さじ2（10g）

作り方

1 糸かんてんは5cm長さに切り、水に浸してもどし、水けをきる。
2 レタスは一口大にちぎり、ねぎは斜め薄切りにする。
3 きゅうりは縦半分に切り、さらに斜め薄切りにする。水に放してパリッとさせ、水けをきる。
4 わかめは水でもどして塩抜きし、3～4cm長さに切り、水けを絞る。
5 ボールに **1**、**2**、**3**、**4** を混ぜ合わせて器に盛り、ドレッシングをかける。

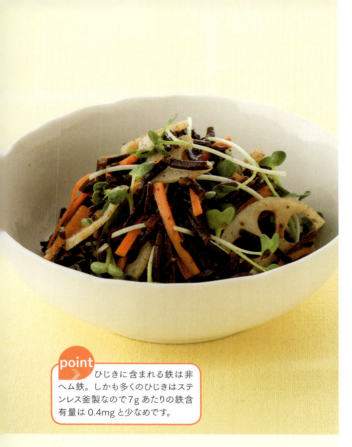

1人分	エネルギー	脂質	食塩相当量
	38 kcal	0.5 g	0.7 g

からしじょうゆがほどよいアクセント

小松菜のからしじょうゆあえ

材料（1人分）

小松菜…2株（70g）
鶏ささ身…15g
塩…ミニスプーン ⅙（0.2g）
酒…小さじ⅗（3g）
しめじ類…20g
練りがらし…小さじ⅕（1g）
しょうゆ…小さじ ½（3g）

作り方

1 小松菜はゆでて水にとる。水けを絞って3～4㎝長さに切る。
2 しめじは石づきを除き、ほぐす。
3 ささ身は耐熱容器に入れて塩と酒をふる。同じ器に **2** をのせ、ラップをかけて電子レンジで1～2分加熱する。あら熱がとれたら、ささ身は大きめに裂く。
4 ボールに練りがらし、しょうゆを加えてとく。**1**、**3** を加えてあえる。

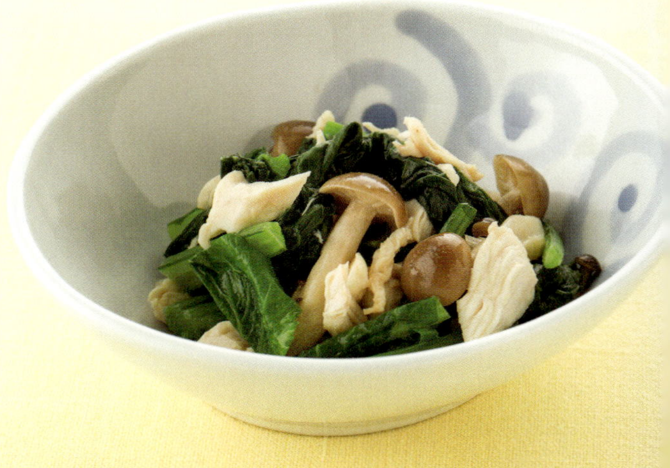

point
小松菜はアクが少なく、青菜の中では特にカルシウムが豊富な食材です。からしじょうゆであえると、淡泊なささ身も小松菜とともに風味よく食べられます。

1人分	エネルギー	脂質	食塩相当量
	56 kcal	1.9 g	0.3 g

ぬめり成分がクセになる

モロヘイヤのごま酢あえ

材料（1人分）

モロヘイヤ…5本（40g）
玉ねぎ…大 ⅛ 個（25g）
トマト…⅙個（30g）
a いり白ごま…小さじ1½（3g）
砂糖…小さじ ½（1.5g）
酢…大さじ ½ 弱（7g）
塩…ミニスプーン ¼（0.3g）

作り方

1 モロヘイヤはゆでて水にとる。水けを絞り、3㎝長さに切る。
2 玉ねぎは薄切りにして水にさらし、水けをきる。
3 トマトは角切りにする。
4 ボールに **1**、**2**、**3**、**a** を入れてあえる。

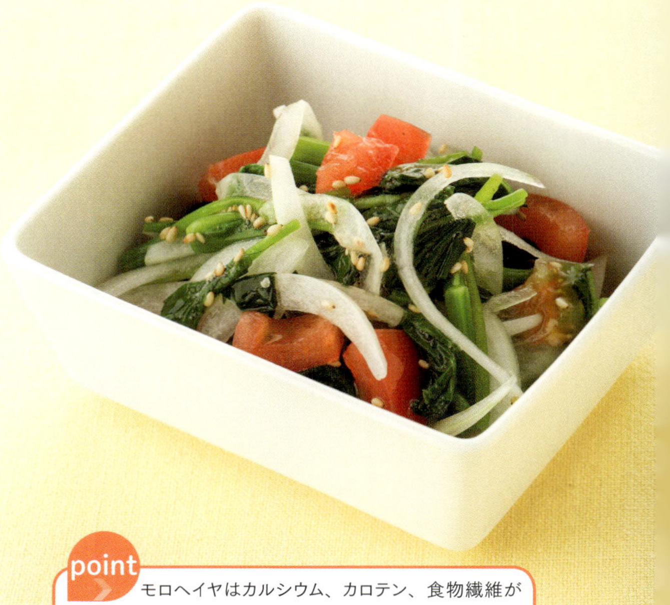

point
モロヘイヤはカルシウム、カロテン、食物繊維が豊富な栄養価の高い野菜です。トマトと合わせて色鮮やかなあえ物にしました。ごまを加えるとコクが出ます。

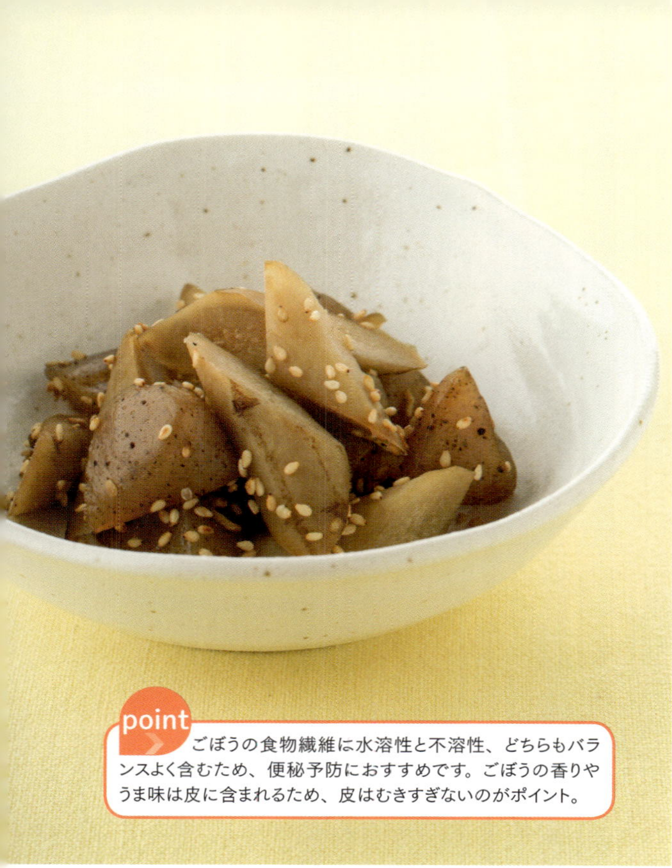

point ごぼうの食物繊維に水溶性と不溶性、どちらもバランスよく含むため、便秘予防におすすめです。ごぼうの香りやうま味は皮に含まれるため、皮はむきすぎないのがポイント。

1人分	エネルギー	脂質	食塩相当量
	62 kcal	1.7 g	0.5 g

水溶性＆不溶性の食物繊維を補給

ごぼうのごま煮

材料（1 人分）

ごぼう…¼ 本（50g）
こんにゃく…15g
a
- カツオだし…¼ カップ強（60g）
- みりん…小さじ ½（3g）
- しょうゆ…小さじ ½（3g）

いり白ごま…大さじ ½（3g）

作り方

1. ごぼうは一口大の乱切りにして水にさらし、水けをきる。
2. こんにゃくはスプーンで一口大にちぎる。
3. なべにひたひたの水と **1** を入れて火にかける。沸騰したら **2** を加えて5分ほどゆで、湯をきる。
4. なべに **a** と **3** を入れて煮る。煮汁が少なくなったら、ごまを加えてさっくりと混ぜ合わせる。

1人分	エネルギー	脂質	食塩相当量
	47 kcal	1.3 g	0.8 g

明太子のプチプチと辛味がクセになる

にんじんとしらたきの明太子あえ

材料（1 人分）

にんじん…⅓ 本（40g）
しらたき…30g
- 明太子…大さじ ½ 強（8g）
- 酒…小さじ 3/5（3g）

サラダ油…小さじ ¼（1g）
a
- みりん…小さじ ½（3g）
- しょうゆ…小さじ ⅓（2g）

作り方

1. にんじんはせん切りにし、さっとゆでて湯をきる。
2. しらたきは食べやすい長さに切る。
3. 明太子は薄皮を除き、酒を加えてほぐす。
4. フライパンに油を熱し、**2** をいためる。**1** を加え、しんなりとなったら **3**、**a** を加える。明太子がパラパラになるまで火を通す。

point ほとんどエネルギーのないしらたきを加えることで、低エネルギーで満腹感を得られるいためあえに。明太子の辛味が、にんじんとしらたきによく合います。

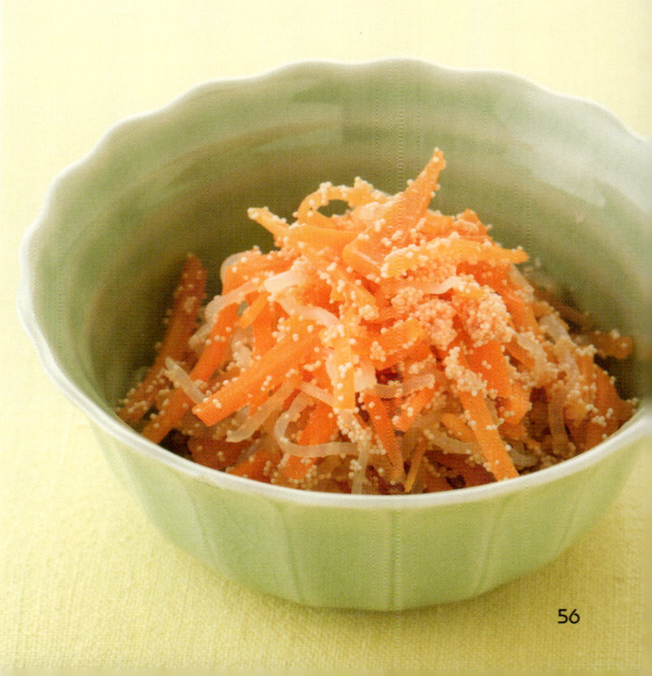

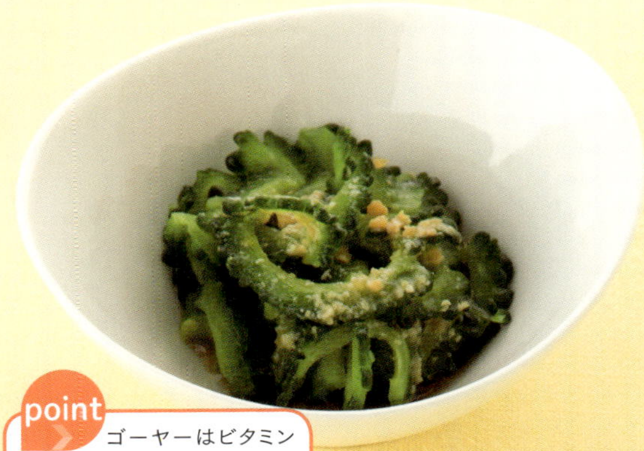

1人分	エネルギー	脂質	食塩相当量
	37 kcal	0.2 g	0.7 g

甘めのみそだれで苦味を緩和

ゴーヤーのみそあえ

材料（1人分）

ゴーヤー…⅓本（60g）
塩…ミニスプーン¼（0.3g）
a みそ…小さじ½（3g）
　みりん…小さじ½（3g）
　砂糖…小さじ1（3g）
　酒…小さじ⅖（2g）

作り方

1 ゴーヤーは縦半分に切り、種とわたをスプーンで除き、薄切りにする。塩をふって2～3分おく。
2 汁けが出たら流水で洗い、水けをきる。
3 ボールに 2 と a を入れてよくあえる。

point ゴーヤーはビタミンCが豊富な食材です。甘めのみそだれであえると、独特の苦味がまろやかになります。

1人分	エネルギー	脂質	食塩相当量
	17 kcal	0.1 g	0.3 g

かぶの食感が楽しめる即席漬け

かぶのレモン漬け

材料（1人分）

かぶ…1個（60g）
かぶの葉…15g
塩…ミニスプーン¼（0.3g）
レモン果汁…小さじ1（5g）

作り方

1 かぶは皮をむき、半月に切る。かぶの葉は小口切りにする。合わせて塩をふり、15分ほどおく。
2 汁けが出たら絞り、レモン汁をかけて混ぜ合わせる。

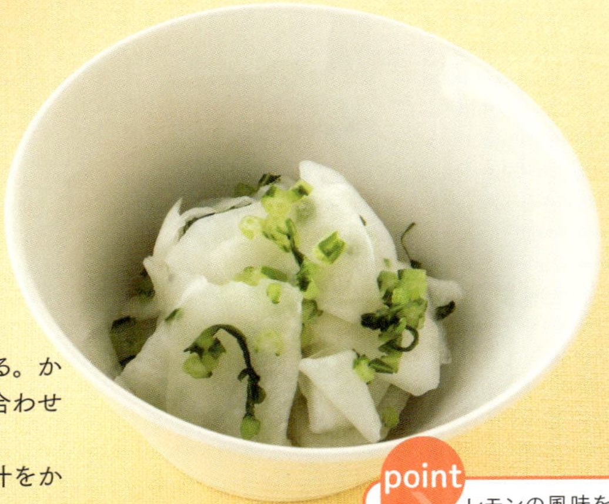

point レモンの風味を活かして塩分を控えます。かぶの葉はアクが少ないので、捨てずにむだなく使いましょう。

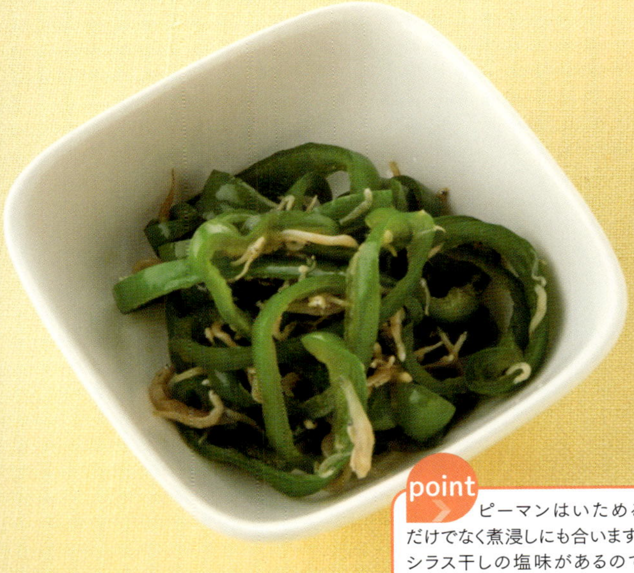

1人分	エネルギー	脂質	食塩相当量
	40 kcal	0.2 g	0.8 g

和食に合うピーマンのおかず

ピーマンとシラスの煮浸し

材料（1人分）

ピーマン…1個（40g）
シラス干し（半乾燥）
　…大さじ½（3g）
a カツオだし…大さじ2（30g）
　しょうゆ…小さじ⅔（4g）
　酒…小さじ1⅕（6g）
　みりん…小さじ1（6g）

作り方

1 ピーマンは縦半分に切ってへたと種を除き、さらに縦に細切りにする。
2 なべに a を入れて火にかけ、ひと煮立ちしたら 1 とシラス干しを加え、ふたをして煮汁がなくなるまで煮る。

point ピーマンはいためるだけでなく煮浸しにも合います。シラス干しの塩味があるので調味料は最小限におさえます。

なべ・スープのおかず

具だくさんのスープや多くの食材をいっしょにとれるなべは満腹感を得られ、心身ともに満足できる料理。油をほとんど使わないので、肉、魚介を使っても低脂肪に仕上がるのもメリット。

1人分	エネルギー	脂質	食塩相当量
	242 kcal	8.2 g	1.9 g

ビーツのかわりにトマトで作る赤いスープ

野菜たっぷりのボルシチ風

point ロシアの代表的な煮込み料理「ボルシチ」。トマトケチャップで赤い色を出しました。薄切り肉を使うことで、短時間で仕上がります。

材料（1人分）

牛もも薄切り肉…5～6枚（80g）
キャベツ…40g
玉ねぎ…¼個（40g）
トマト…¼個（30g）
にんじん…20g
じゃが芋…⅓個（40g）
さやいんげん…1本（10g）
a 水…1カップ（200g）
固形ブイヨン…小½個弱（1.5g）
トマトケチャップ…20g
塩…ミニスプーン½弱（0.5g）
こしょう…少量
パセリ（みじん切り）…少量

作り方

1 牛肉は長さを2～3等分に切る。
2 キャベツ、玉ねぎはくし形に切る。
3 にんじんは大きめの乱切りにし、じゃが芋は半分に切る。
4 トマトはくし形に切る。
5 さやいんげんは3㎝長さに切ってゆで、湯をきる。
6 なべに **a** を入れて火にかけ、ひと煮立ちしたら **1**、**2**、**3** を加え、アクを除きながら15～20分煮る。
7 野菜がやわらかくなったら、トマトケチャップ、**4** を加え、5～10分煮る。
8 塩、こしょうで味をととのえ、**5** を加えてさっと煮る。器に盛り、パセリを置く。

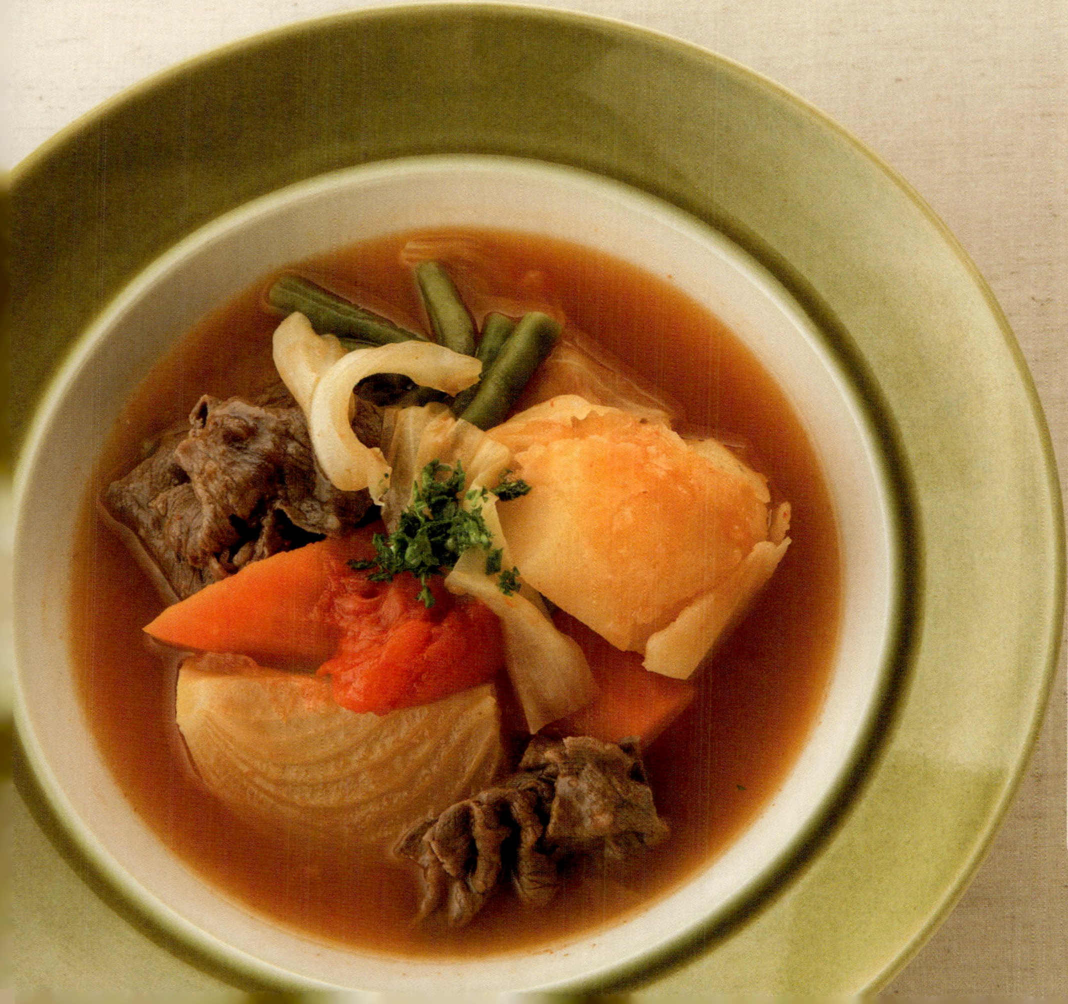

1人分	エネルギー	脂質	食塩相当量
	152kcal	9.1g	1.3g

和風だしでごはんにも合う

カレー風味のスープ

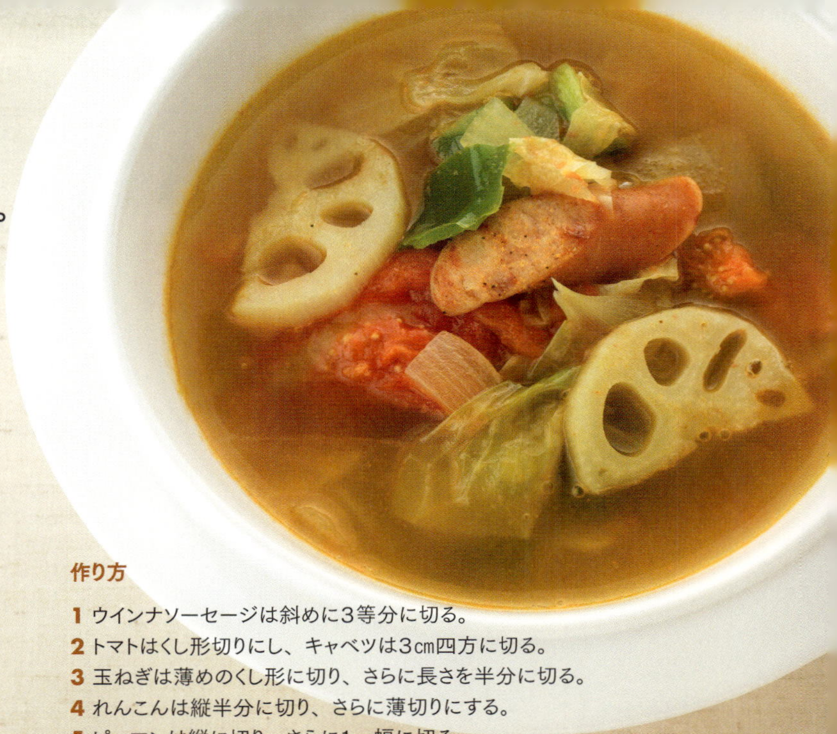

材料（1人分）

ウインナソーセージ…1本（20g）
トマト…¼個（50g）
キャベツ…50g
玉ねぎ…30g
れんこん…30g
ピーマン…10g
サラダ油…小さじ¾（3g）
a｜顆粒和風だし…小さじ⅓（1g）
　｜水…1カップ（200g）
カレー粉…小さじ½（1g）
塩…ミニスプーン½弱（0.5g）
こしょう…少量

point
カレー粉のスパイシーな風味と辛味のアクセントが加わり、うす味でも満足度の高いスープになります。れんこんの食感も新鮮！

作り方

1. ウインナソーセージは斜めに3等分に切る。
2. トマトはくし形切りにし、キャベツは3㎝四方に切る。
3. 玉ねぎは薄めのくし形に切り、さらに長さを半分に切る。
4. れんこんは縦半分に切り、さらに薄切りにする。
5. ピーマンは縦に切り、さらに1㎝幅に切る。
6. なべに油を熱し、**3**、**4**をいためる。ややしんなりしてきたら**a**を加える。ひと煮立ちしたら**1**、**2**、**5**を加える。
7. 再び煮立ったらカレー粉を加え混ぜ、弱火にして5分ほど煮る。塩、こしょうで味をととのえる。

point
忙しい朝でも野菜がたっぷりとれる汁物です。洋風だしとみそを使うので、ごはんとパンのどちらにも合う味わいです。

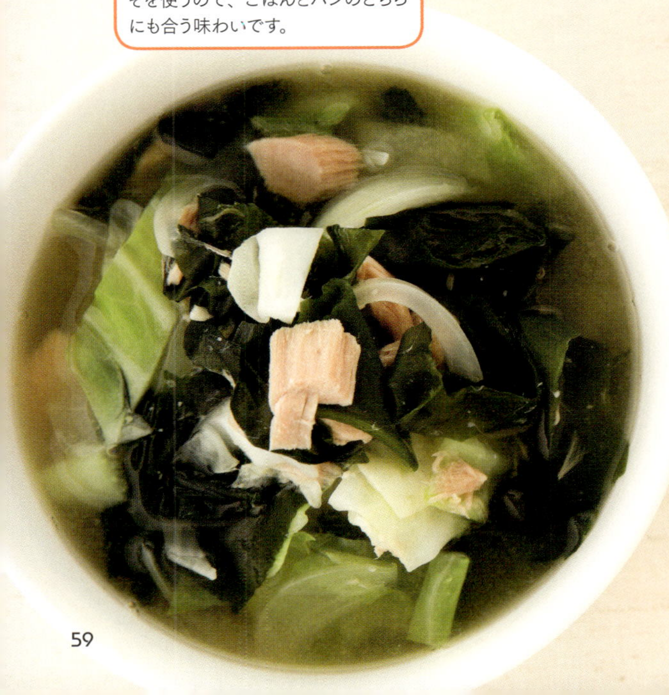

1人分	エネルギー	脂質	食塩相当量
	96kcal	2.1g	2.1g

冷蔵庫にある食材でパパッと作れる

キャベツとツナの洋風みそ汁

材料（1人分）

キャベツ…60g
玉ねぎ…30g
わかめ（もどす）…5g
a｜固形ブイヨン
　｜…小¼個（1g）
　｜水…1カップ（200g）
みそ…小さじ1⅔（10g）
ツナ水煮缶詰め…50g
こしょう…少量

作り方

1. キャベツは一口大に切る。
2. 玉ねぎは薄いくし形に切る。
3. わかめは食べやすい大きさに切る。
4. なべに**a**を入れて火にかけ、**1**、**2**を加える。ふたをして4〜5分煮て、**3**を加える。
5. みそをとき入れて、缶汁をきったツナを加える。こしょうで味をととのえ、ひと煮立ちしたら火を消す。

1人分	エネルギー	脂質	食塩相当量
	123kcal	5.7g	1.1g

とろりとコクがあってまろやか

豆乳スープ

point とろみをつけたクリーミーな味わいは、うす味でも食べごたえがあるおかずスープに。豆乳を加えたら、弱火でことこと煮るのがコツ。

材料（1人分）

絹ごし豆腐…⅙丁（50g）
グリーンアスパラガス…1本（20g）
かぶ…½個（30g）
ねぎ…15cm（15g）
生しいたけ…1枚（10g）
ごま油…小さじ½（2g）
しょうが（せん切り）…少量
a 顆粒和風だし…小さじ⅔（2g）
　水…¼カップ（50g）
豆乳…½カップ（100g）
サクラエビ…大さじ½（1g）
塩…ミニスプーン¼（0.3g）
こしょう…少量
　かたくり粉…小さじ⅔（2g）
　水…小さじ1（5g）

作り方

1 豆腐は半分に切る。
2 アスパラは2cm長さの斜め切りにし、さっとゆでて湯をきる。ねぎも2cm長さの斜め切りにする。
3 かぶは5mm幅に切ってさっとゆで、湯をきる。
4 生しいたけは軸を除き、薄切りにする。
5 なべにごま油としょうがを入れて火にかけ、香りが立ったら**2**、**3**、**4**を加えていためる。
6 **a**を加え、ひと煮立ちしたら豆乳、**1**、サクラエビを加える。弱火にして豆腐に火を通す。塩、こしょうで味をととのえ、水どきかたくり粉でとろみをつける。

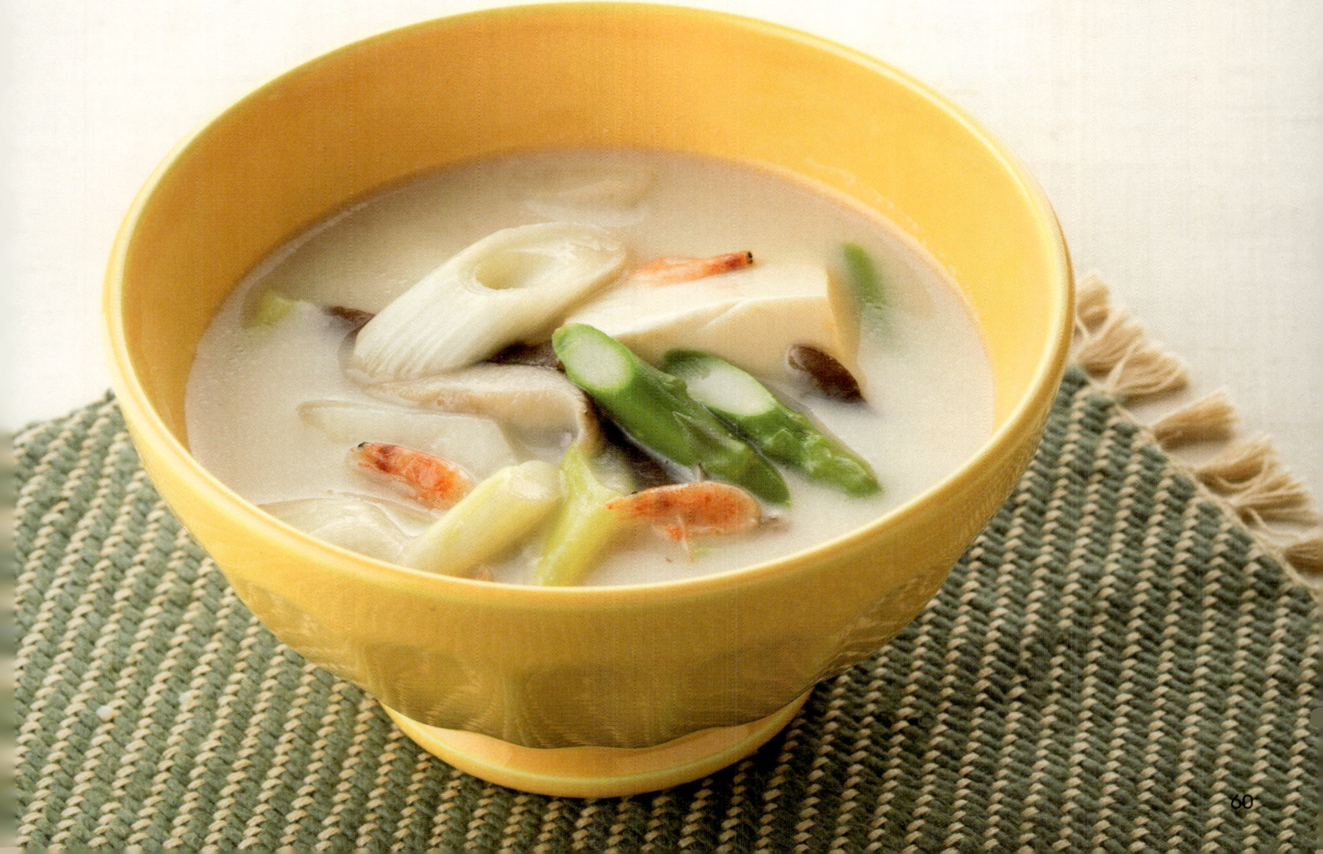

1人分	エネルギー	脂質	食塩相当量
	125 kcal	5.4 g	1.0 g

ふわふわ新感覚！

カリフラワーのふわふわスープ

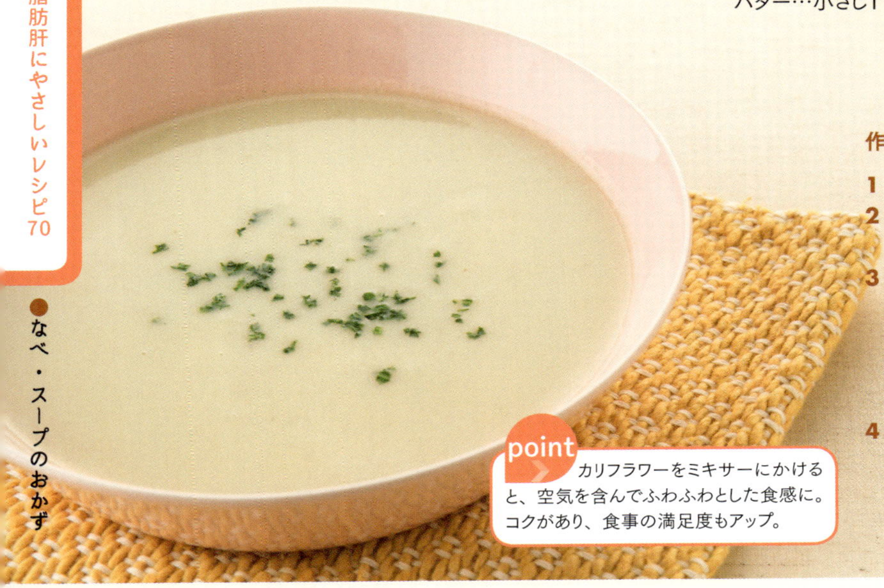

材料（1人分）

カリフラワー
…⅓個（100g）
じゃが芋…¼個（30g）
玉ねぎ（薄切り）…20g
バター…小さじ1（4g）

a 水…1¼カップ（250g）
固形ブイヨン
…小½個（2g）
ロリエ…少量

牛乳…¼カップ（50g）
塩…少量
パセリ（みじん切り）…少量

作り方

1 カリフラワーはあらみじん切りにする。
2 じゃが芋は薄切りにして水にさらし、水けをきる。
3 なべにバターをとかし、玉ねぎを弱火でしんなりとなるまでいためる。**1** を加え、油がまわったら **2**、**a** を加える。アクを除きながら弱火で20分煮る。火を消し、あら熱をとる。
4 **3** からロリエを除き、ミキサーに入れてなめらかになるまで攪拌《かくはん》する。なべに戻し、牛乳を加えて温め、塩で味をととのえる。器に盛り、パセリを散らす。

point
カリフラワーをミキサーにかけると、空気を含んでふわふわとした食感に。コクがあり、食事の満足度もアップ。

1人分	エネルギー	脂質	食塩相当量
	97 kcal	2.6 g	1.4 g

うま味がとけ出した汁もごちそう

実だくさん汁

point
根菜は食物繊維が豊富な食材です。噛《か》みごたえがあり、満腹感を得られます。

材料（1人分）

鶏もも肉（皮なし）…20g
油揚げ…¼枚（5g）
大根…40g
にんじん…20g
れんこん…30g
ごぼう…20g
生しいたけ…1枚（10g）
カツオこんぶだし
…1カップ（200g）
塩…ミニスプーン1弱（1g）
しょうゆ
…ミニスプーン1弱（1g）
小ねぎ（小口切り）…3g

作り方

1 鶏肉は1cm角に切る。油揚げは湯通しして湯をきり、縦半分に切り、さらに2cm幅に切る。
2 大根、にんじん、れんこんはいちょう切りにする。ごぼうは斜め薄切りにする。生しいたけは軸を除き、4等分に切る。
3 なべにだし、**1**、**2** を入れて火にかけ、ひと煮立ちしたらアクを除き、ふたをする。弱火で15分ほど煮て、塩、しょうゆで調味する。器に盛り、ねぎを散らす。

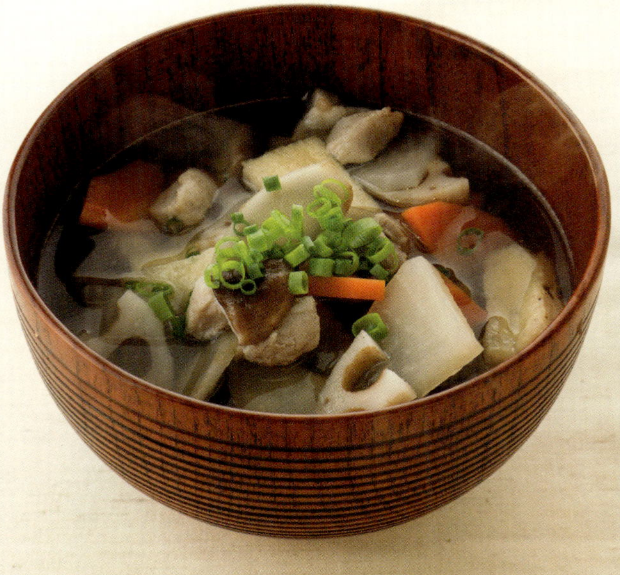

1人分	エネルギー	脂質	食塩相当量
	188 kcal	5.0 g	1.6 g

このボリュームで200kcal以下！

魚介と野菜のしゃぶしゃぶ

材料（1人分）

アジ（刺し身用さく）…30g
マダイ（刺し身用さく）…30g
ホタテガイ（刺し身）…30g
ゆでダコ（刺し身）…30g
にんじん…20g
大根…30g
きゅうり…30g
葉ねぎ…20g
みょうが…1本（15g）
えのきたけ…20g
青じそ…4～5枚（3g）
しょうが…5g
こんぶだし…2カップ（400g）
ポン酢しょうゆ…大さじ1弱（15g）

point
野菜もたっぷり添えてボリュームアップ。刺し身はすぐに火が通るので、さっとだしにくぐらせる程度でいただきましょう。

作り方

1 アジとマダイは食べやすく切り、そのほかの魚介類とともに器に盛る。
2 にんじん、大根はピーラーで10～15cm長さのリボン状に削る。
3 きゅうりは斜め薄切りにし、さらにせん切りにする。
4 葉ねぎは5～6cm長さに切る。みょうがはせん切りにする。
5 えのきたけは石づきを除き、ほぐす。
6 青じそはせん切りにし、しょうがはすりおろし、小皿に盛る。
7 器に**2**、**3**、**4**、**5**を盛る。
8 なべにだしを入れて火にかけ、煮立ったら**1**、**7**をさっとくぐらせ、**6**の薬味を入れたポン酢しょうゆにつけて食べる。

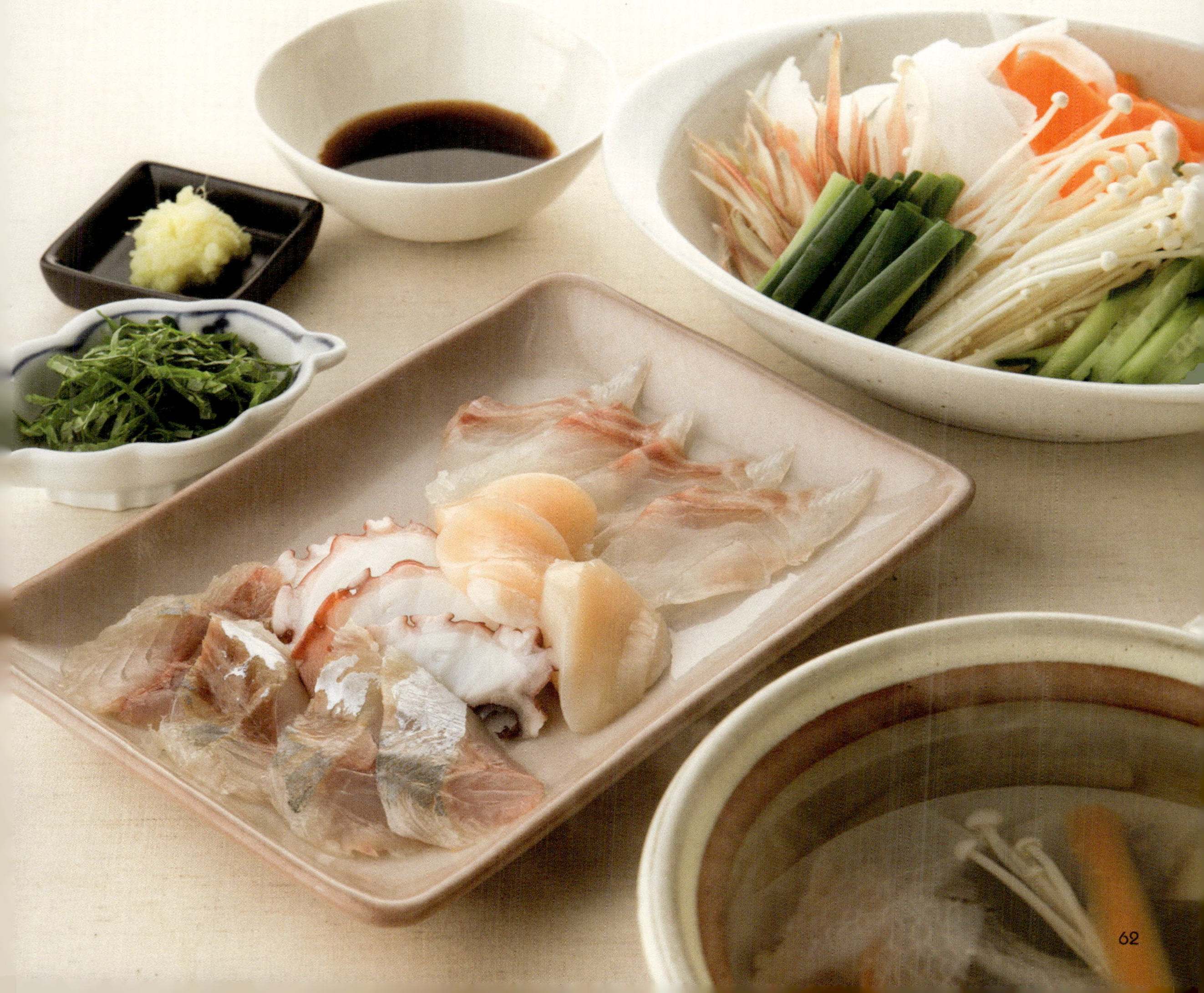

1人分	エネルギー 264 kcal	脂質 12.3 g	食塩相当量 2.7 g

鶏肉と野菜のうま味を凝縮して

鶏肉ちゃんこ

材料（1人分）

鶏もも肉（皮なし）…80g
大根…50g
にんじん…20g
白菜…50g
ねぎ…30g
こんにゃく…30g
厚揚げ…¼丁（50g）
しめじ類…⅓パック（30g）
固形チキンブイヨン
…小½個（2g）
水…2カップ（400g）

a
みそ…大さじ½強（10g）
いり白ごま…小さじ½（1g）
ごま油…小さじ½（2g）
しょうゆ…小さじ½（3g）
みりん…小さじ½（3g）
おろししょうが…少量

作り方

1 鶏肉は一口大のそぎ切りにする。
2 大根、にんじんは大きめのそぎ切りにする。5分ほどゆでで、湯をきる。
3 白菜は5cm四方に切る。ねぎは1cm長さの斜め切りにする。
4 こんにゃくは縦半分に切り､さらに1cm幅に切る。さっとゆでで、湯をきる。
5 厚揚げは一口大に切る。
6 しめじは石づきを除き、ほぐす。
7 なべに水とブイヨンを入れて火にかける。煮立ったら **1** ～ **6** の材料を入れて煮る。**a** を混ぜ合わせて加え、味がなじんだらなべのまま食卓へ。

point
鶏肉に野菜のうま味がプラスされ、コクのあるスープに。塩分がやや多めなので、塩分制限がある人はスープを半分残しましょう。

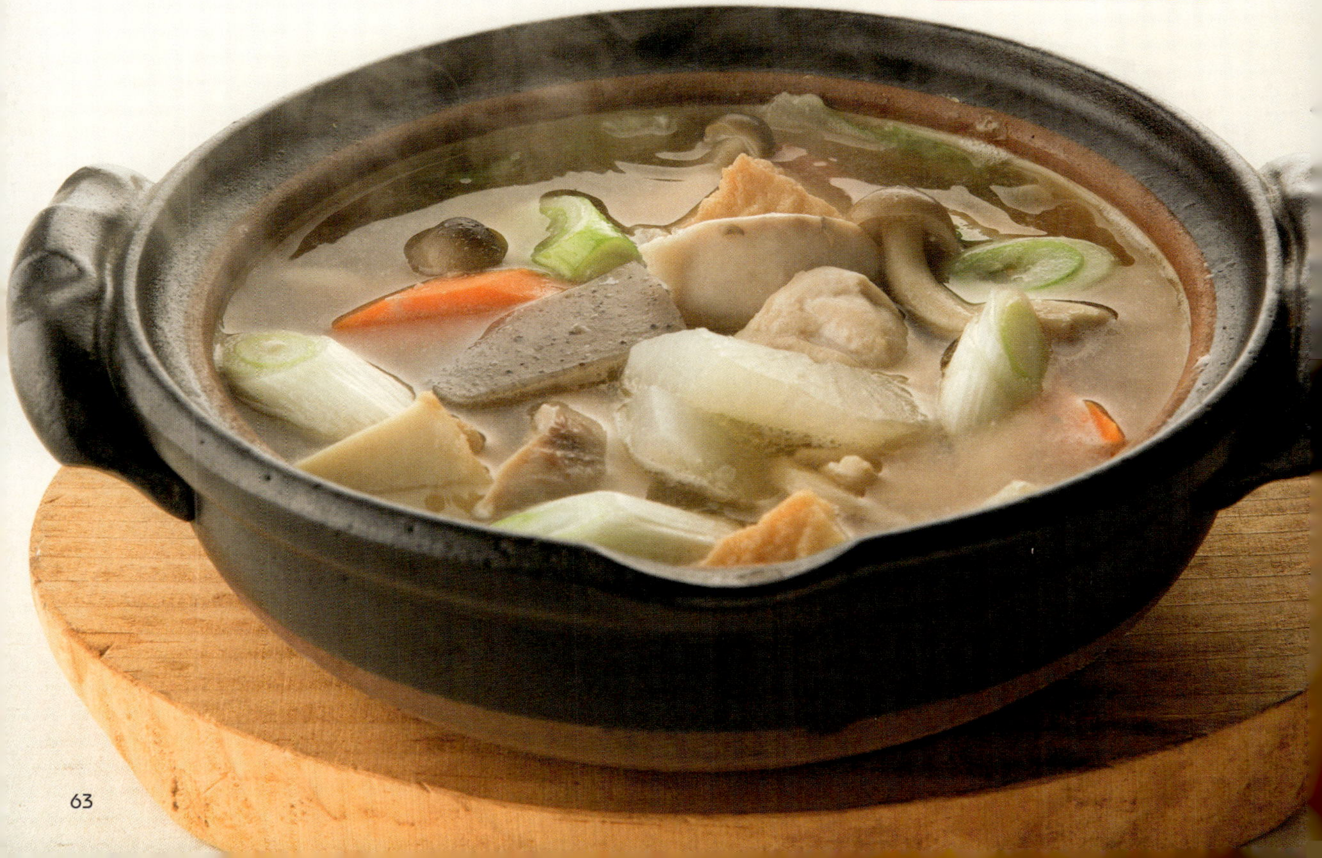

ごはん・めん類

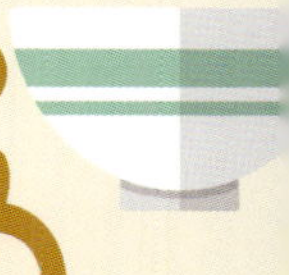

野菜やきのこ類をたっぷり使い、エネルギーをおさえながら一品でバランスがよく、食べごたえのあるレシピをそろえました。副菜をプラスすると、さらに栄養バランスがよくなります。

1人分	エネルギー	脂質	食塩相当量
	486 kcal	9.2 g	1.4 g

中濃ソースと黒こしょうでスパイシー！

豚丼ソース味

point
しょうゆベースとはひと味違った豚丼。脂が少なめの豚もも肉も、小麦粉をまぶして焼くと、しっとりとした仕上がりに。

材料（1 人分）

- 豚もも肉（しょうが焼き用）…80g
- 塩…ミニスプーン ½ 弱（0.5g）
- 小麦粉…小さじ1⅔（5g）

玉ねぎ…小 ½ 個（50g）
レタス…10g
もやし…¼ 袋（50g）
サラダ油…小さじ1¼（5g）
酒…小さじ1⅗（8g）
中濃ソース…小さじ2強（15g）
ごはん…150g
あらびき黒こしょう…少量
練りがらし…少量

作り方

1 豚肉は半分に切り、塩をふって小麦粉を薄くまぶす。
2 玉ねぎは 5㎜幅に切る。
3 レタスは一口大にちぎる。
4 フライパンに油を熱し、中火で **2** をほぐしながらいためる。もやしを加えてしんなりとなるまでいためる。
5 **4** の野菜をフライパンの外側に寄せ、あいたところに **1** を並べ入れ、両面を1～2分ずつ焼く。
6 肉の色が変わったら、酒、ソースを順にまわし入れ、全体にさっとからめて火を消す。
7 器にごはんを盛り、レタス、**6** をのせる。こしょうをふり、練りがらしを添える。

1人分	エネルギー	脂質	食塩相当量
	394 kcal	1.9 g	1.2 g

オクラや香味野菜を混ぜたヘルシーずし

マグロのちらしずし

point
マグロは、たれに漬け込むことでうま味が増します。すし酢を手作りすれば、調味料のエネルギー、塩分が調整できます。

材料（1 人分）

マグロ（赤身・刺し身用さく）…70g

a
- 酒…小さじ1（5g）
- しょうゆ…小さじ1⅓（8g）
- みりん…小さじ1⅓（8g）

オクラ…1½ 本（15g）
青じそ…3枚（2g）
しょうが…⅓ かけ（5g）
さやえんどう…3枚（10g）
ごはん…150g

b
- 酢…大さじ1（15g）
- 砂糖…小さじ1（3g）
- 塩…少量

刻みのり…少量

作り方

1 マグロはそぎ切りにし、**a** に 10 分ほど漬け込む。
2 オクラはさっとゆでて湯をきり、薄い輪切りにする。
3 青じそはせん切りにし、しょうがはみじん切りにする。
4 さやえんどうは筋を除き、色よくゆでる。湯をきり、せん切りにする。
5 ごはんに **b** を混ぜ合わせてすし飯を作る。**2**、**3** を混ぜ合わせる。
6 器に **5** を盛り、**1** をのせて、**4** とのりを散らす。

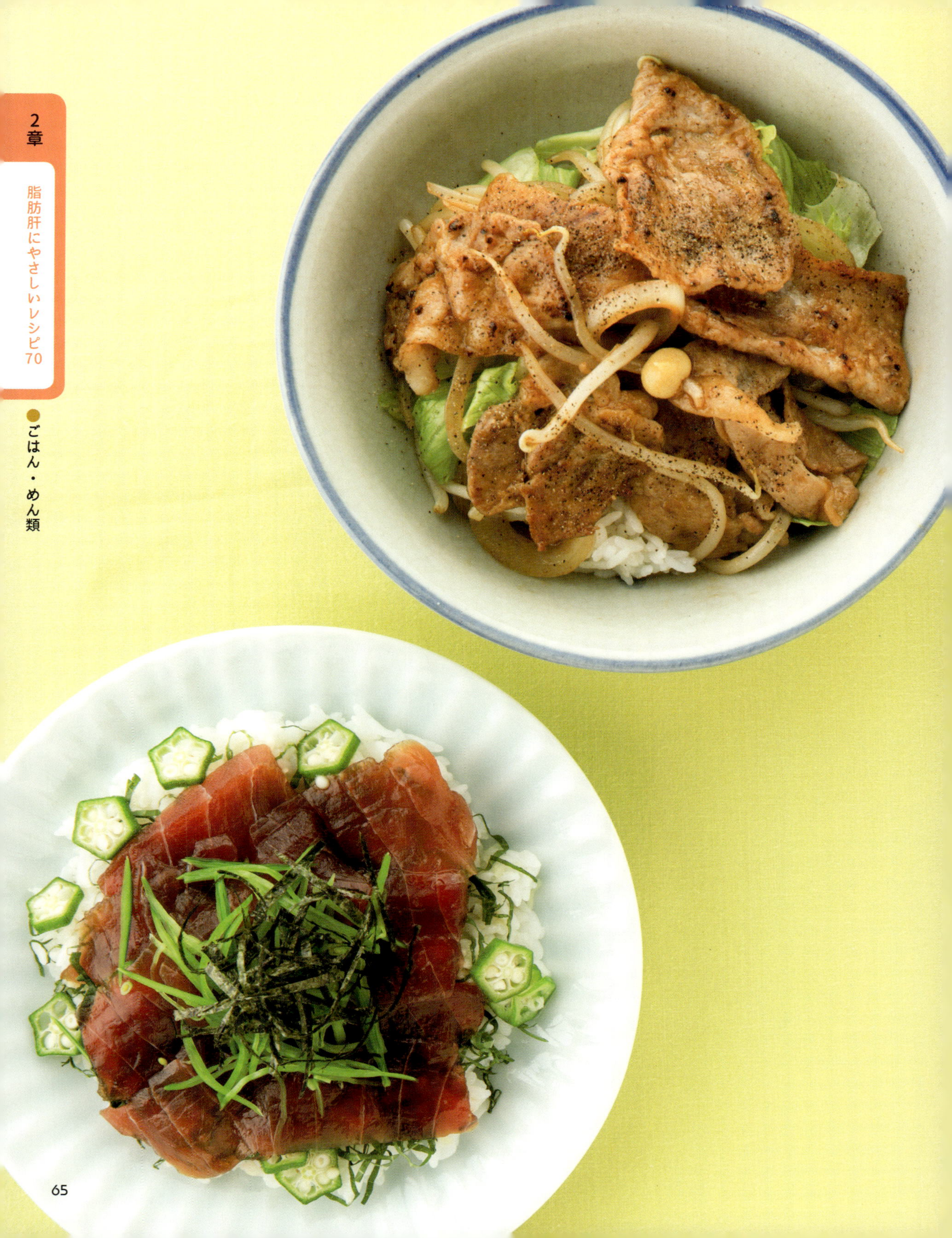

1人分	エネルギー	脂質	食塩相当量
	446 kcal	13.6 g	1.0 g

香り、彩り、食感もごちそうです

牛肉とレタスのチャーハン

point
牛肉だけでなく、野菜やまいたけも加えて、満足感の高いチャーハンに。肉に下味をつけているので、調味料は最小限におさえられます。

材料（1 人分）

牛もも薄切り肉…5枚（70g）
a　塩…少量
　こしょう…少量
　サラダ油…小さじ ¾（3g）
レタス…50g
パプリカ（赤）…10g
ピーマン…10g
まいたけ…20g
ごま油…小さじ1½（6g）
にんにく（みじん切り）…少量
塩…ミニスプーン ½ 弱（0.5g）
こしょう…少量
ごはん…150g
しょうゆ…小さじ ½（3g）

作り方

1 牛肉は一口大に切り、**a** をもみ込んで 10 分ほどおく。
2 レタスは3㎝四方に切る。
3 パプリカとピーマンは1㎝角に切る。
4 まいたけはほぐす。
5 フライパンにごま油とにんにくを入れ、弱火でいためる。香りが立ったら、**1**、**3**、**4** を加えて塩、こしょうをふり、2～3分いためて肉に火を通す。
6 ごはんを広げるように入れていため合わせ、**2** を加えてさっといためる。最後にしょうゆをまわし入れて混ぜ合わせる。

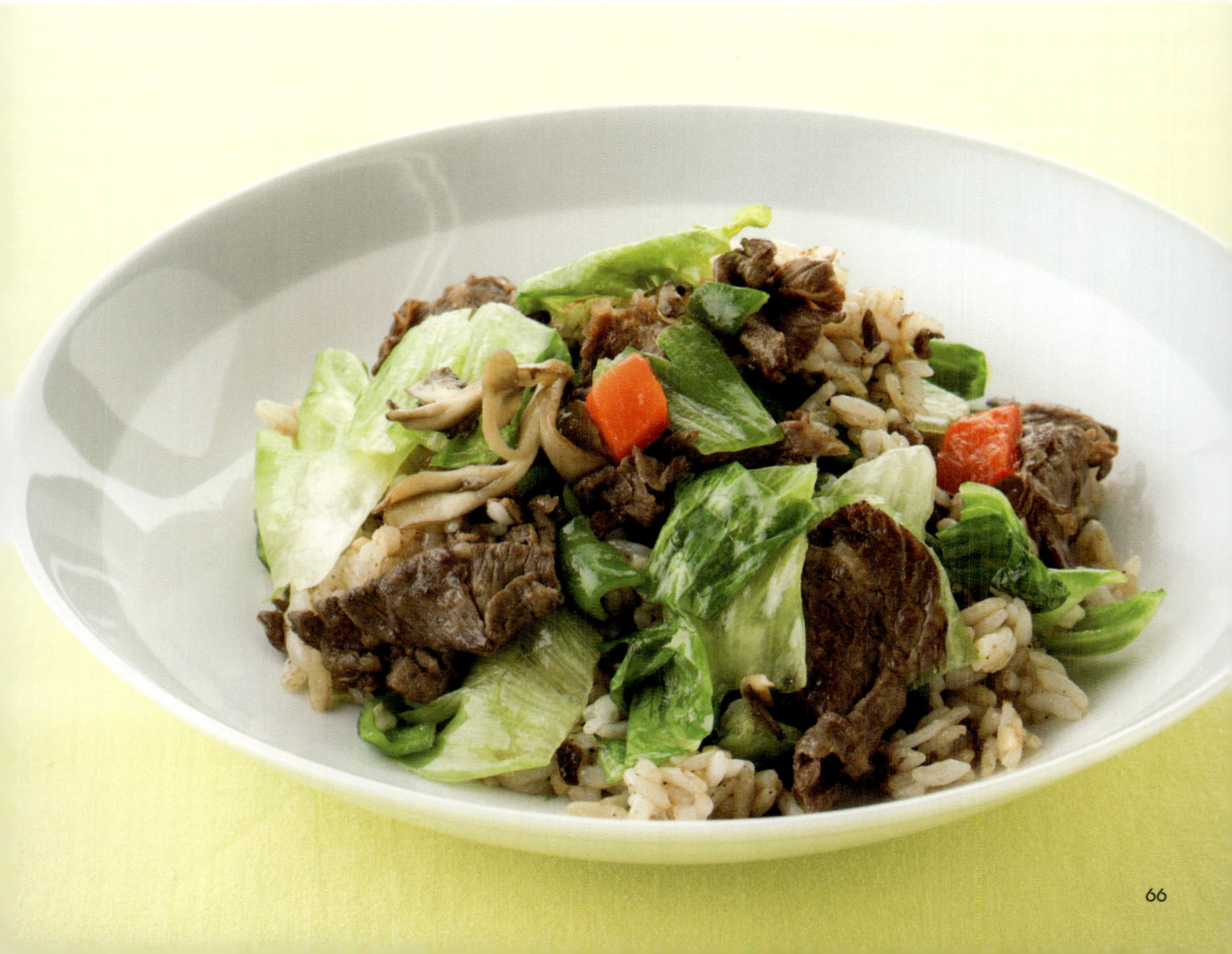

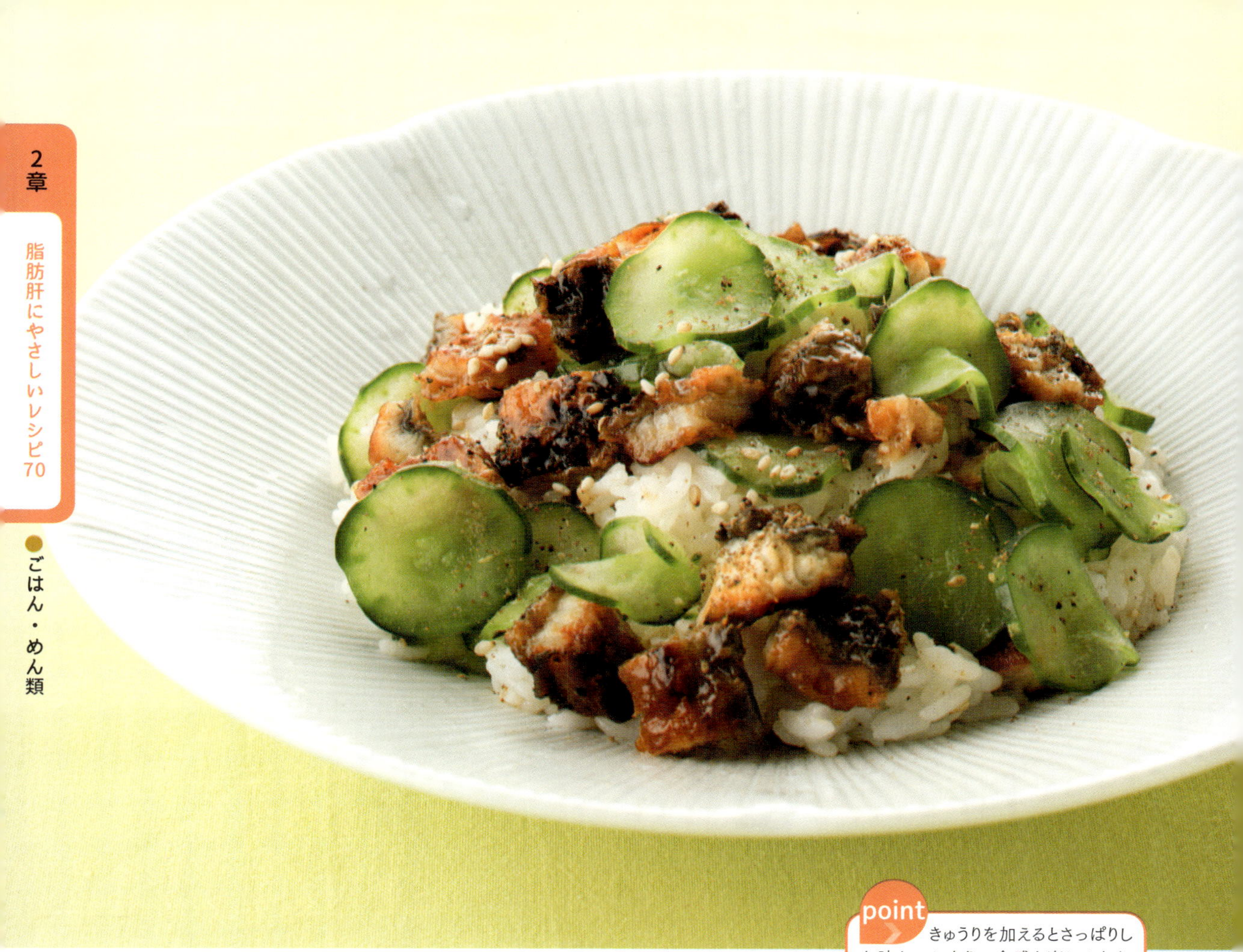

point きゅうりを加えるとさっぱりした味わいになり、食感も楽しめます。きゅうりを塩水に漬けると塩分が40～50％残ります。汁けをかたく絞って塩分をカットしましょう。

1人分	エネルギー	脂質	食塩相当量
	502 kcal	18.3 g	1.8 g

混ぜるだけ！簡単ウナギごはん

ウナギのかば焼きときゅうりの混ぜごはん

材料（1人分）

ごはん…150g
ウナギのかば焼き…1串（80g）
きゅうり…$\frac{4}{5}$本（80g）
　水…$\frac{1}{2}$カップ（100g）
　塩…小さじ$\frac{1}{2}$弱（2g）
いり白ごま…小さじ$\frac{1}{2}$（1g）
粉ざんしょう…少量

作り方

1 きゅうりは皮を縦にしま目にむいて、薄い小口切りにする。塩水に浸し、しんなりとなったら汁けをかたく絞る。
2 ウナギのかば焼きは1cm角に切り、電子レンジで軽く温める。
3 温かいごはんに、**1**、**2**、ごまを加えてさっくりと混ぜ、器に盛る。粉ざんしょうをふる。

1人分	エネルギー	脂質	食塩相当量
	434 kcal	4.5 g	4.4 g

焼きねぎが香ばしい

鶏そば

point そばは食物繊維の多い食品です。さらにごぼうやしめじを加えて、食物繊維をプラス。スープを全部残すと2g、半分残すと1gの塩分をカットできます。

材料（1人分）

- 鶏もも肉（皮なし）…60g
- 酒…少量

ごぼう…20g
しめじ類…20g
ねぎ…½本（50g）
三つ葉…1株（10g）
ゆでそば…1袋（200g）

a
- めんつゆ（ストレートタイプ）…½カップ強（130g）
- 酒…小さじ2（10g）
- 水…¼カップ（50g）

ゆずの皮…少量
七味とうがらし…少量

作り方

1. 鶏肉は一口大のそぎ切りにし、酒をふる。
2. ごぼうは笹がきにし、水に3分ほどさらして水けをきる。
3. しめじは石づきを除き、ほぐす。
4. ねぎは魚焼きグリルかフライパンでこんがりと焼き、2㎝長さに切る。
5. 三つ葉は3㎝長さに切る。
6. なべに **a** を入れて火にかけ、ひと煮立ちしたら **1**、**2**、**3** を加えて煮る。ごぼうがやわらかくなったら、**4** を加える。
7. そばを入れて温め、器に盛る。**5**、ゆずの皮をのせる。好みで七味とうがらしをふる。

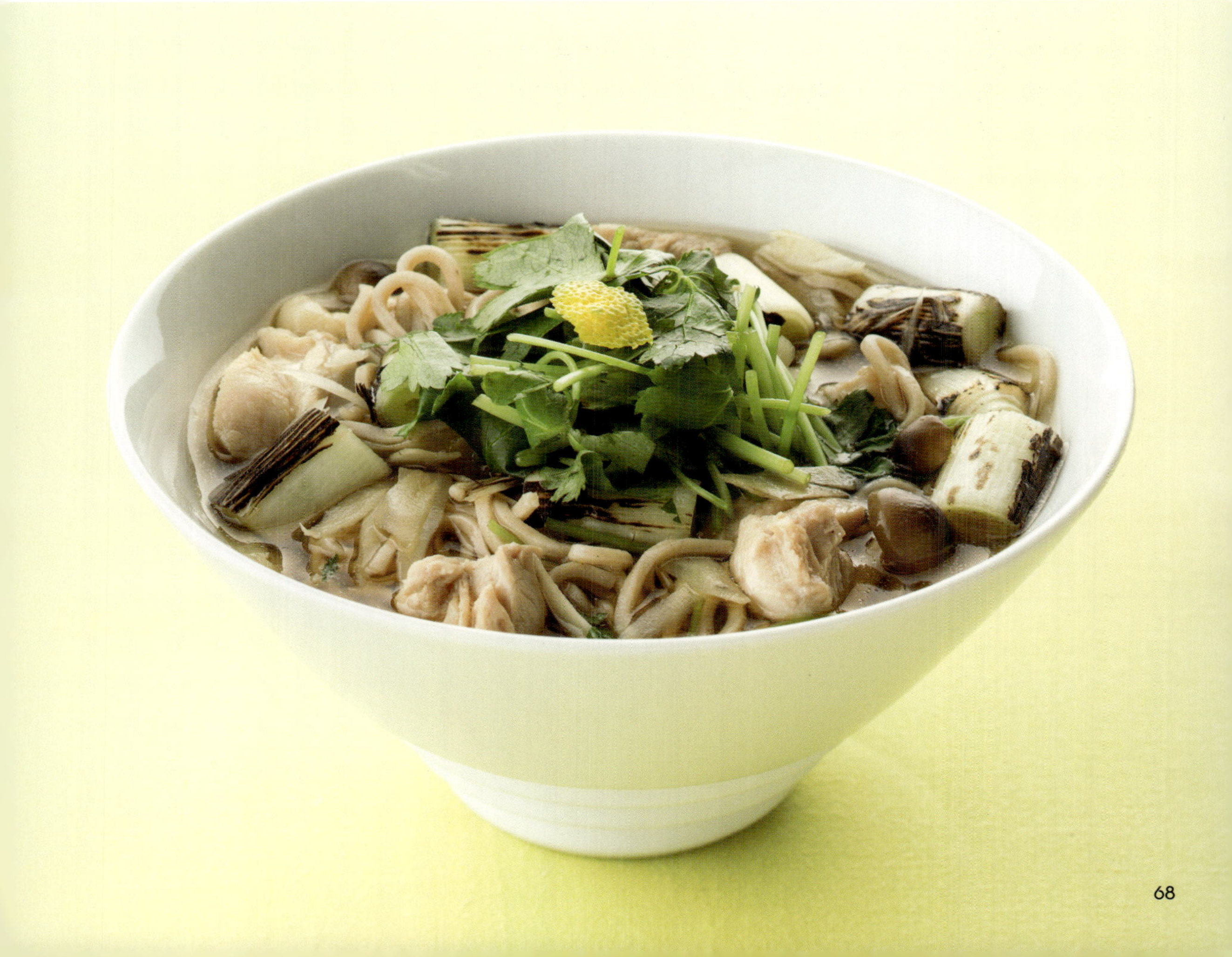

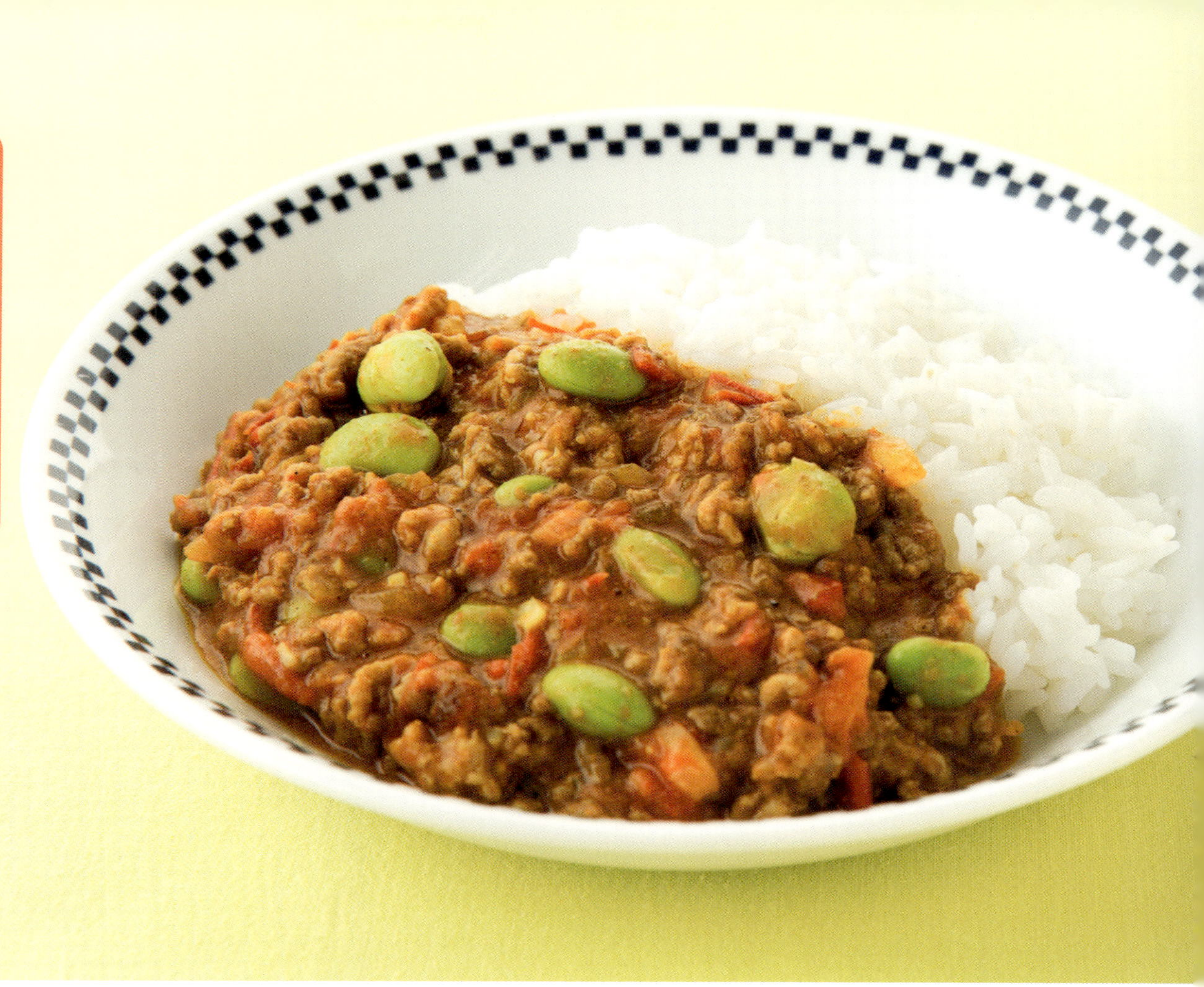

1人分	エネルギー	脂質	食塩相当量
	566 kcal	18.8 g	2.0 g

トマト、みそ、ウスターソースでコクうま！

トマト入りキーマカレー

point
トマトの甘味、酸味が加わってコクがあるのにマイルド。ひき肉は赤身肉を選び、カレー粉を使うと一般的なカレーより低エネルギーに。

材料（1人分）

牛ひき肉…40g
豚ひき肉…40g
トマト…¾個（150g）
玉ねぎ…¼個（30g）
にんにく…少量
枝豆…15g※
オリーブ油…小さじ1（4g）
a カレー粉…小さじ2½（5g）
　小麦粉…小さじ⅔（2g）
b 水…大さじ2（30g）
　みそ…小さじ⅓（2g）
　ウスターソース…小さじ1⅓（8g）
塩…ミニスプーン1弱（1g）
こしょう…少量
ごはん…150g

※さやつき30g

作り方

1 玉ねぎとにんにくはみじん切りにする。
2 トマトはあらみじん切りにする。
3 枝豆はやわらかくゆでて湯をきり、さやを除く。
4 フライパンにオリーブ油と **1** を入れて弱火でいため、ひき肉を加えて中火でいためる。
5 **a** と **2** を加えていため、**b** を加えて煮つめる。塩、こしょうで味をととのえ、**3** を混ぜ合わせる。
6 器にごはんを盛り、**5** をかける。

1人分	エネルギー	脂質	食塩相当量
	454kcal	13.4g	1.5g

めんと同じくらい具がたっぷり！

焼きうどん

point 野菜ときのこをたっぷり加えて、ボリューム感のある一品に。焼きうどんにすると汁けがない分、塩分控えめに仕上がります。

材料（1人分）

豚もも薄切り肉…60g
a 酒…小さじ⅗（3g）
　塩…少量
　こしょう…少量
ゆでうどん…1袋（230g）
にんじん…20g
ねぎ…⅓本（30g）
小松菜…1株（40g）
まいたけ…20g
サラダ油…小さじ2½（10g）
めんつゆ（ストレートタイプ）
　…大さじ１強（20g）
削りガツオ…2g
練りがらし…少量

作り方

1 豚肉は一口大に切り、a をもみ込む。
2 うどんはさっと湯通しし、湯をきる。
3 にんじんはせん切りにし、ねぎは斜め薄切りにする。
4 小松菜は3㎝長さに切り、まいたけはほぐす。
5 フライパンに油を熱し、**1** をいためる。肉の色が変わったら **3**、**4** を加えていためる。
6 全体に油がまわったら、**2** を加えてほぐすようにいためる。めんつゆで調味して器に盛る。削りガツオをのせ、練りがらしを添える。

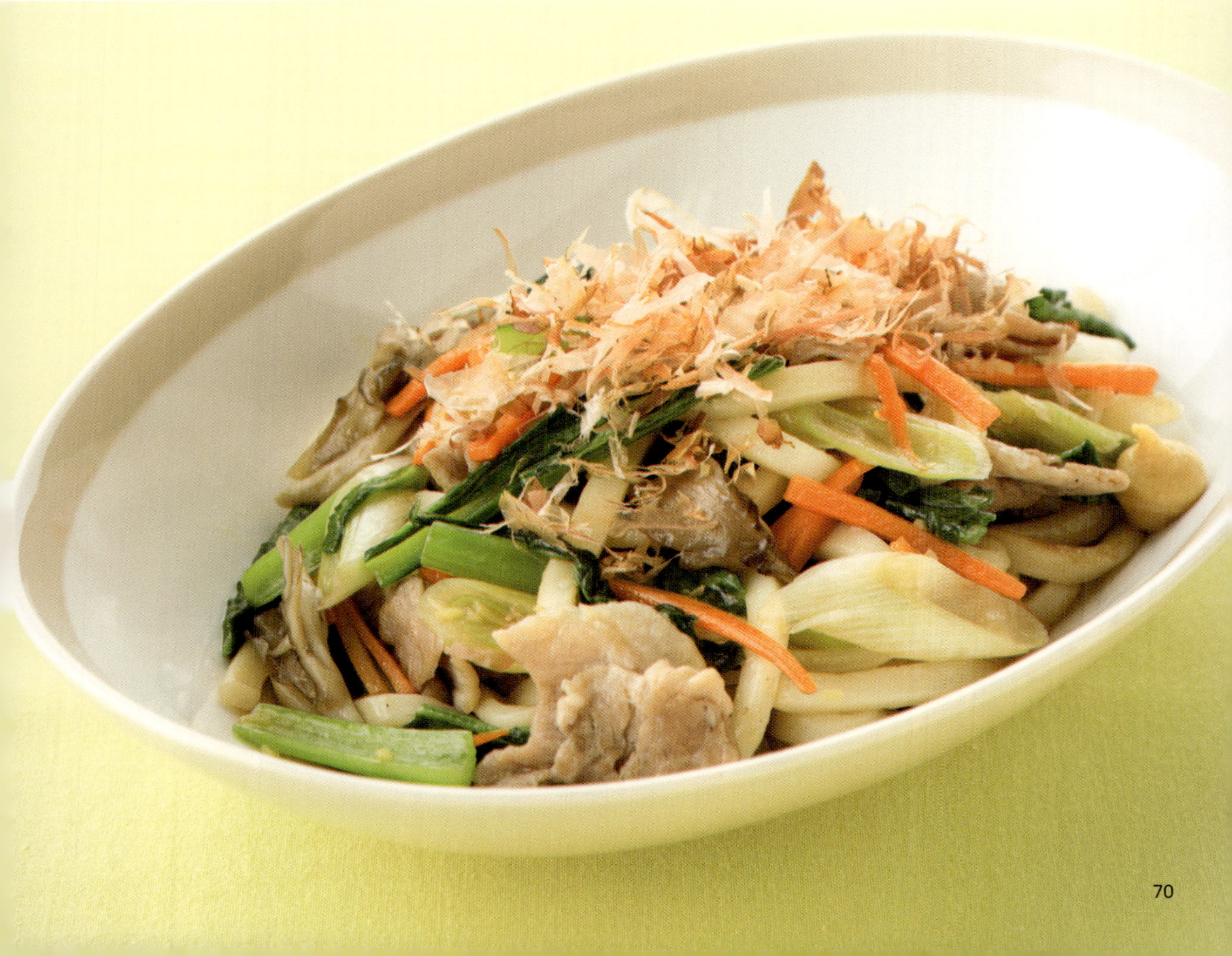

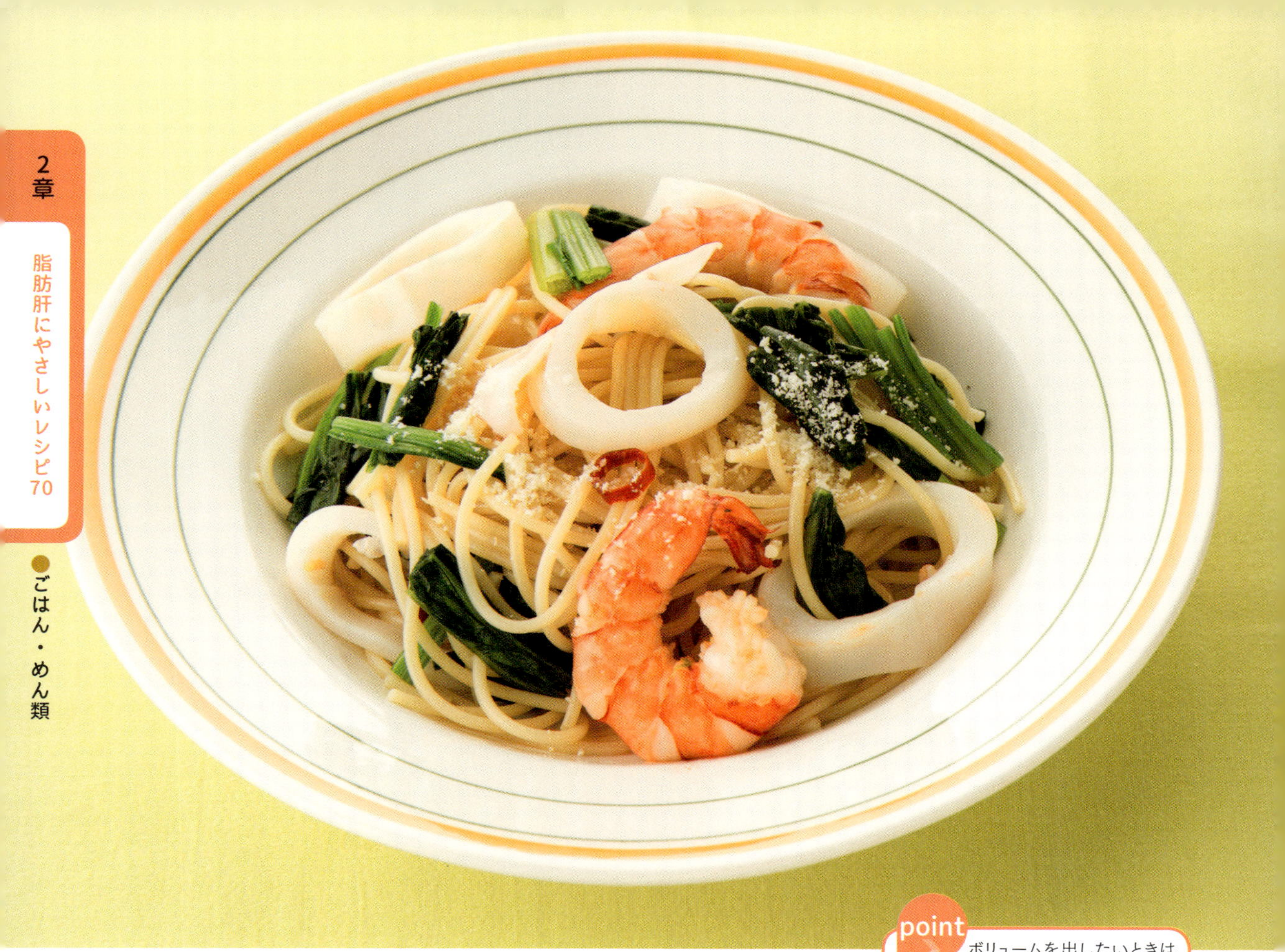

point ボリュームを出したいときは野菜やきのこでかさ増しを。ほうれん草の鉄は非ヘム鉄なので鉄制限がある人も気にせずに食べられます。

1人分	エネルギー	脂質	食塩相当量
	441 kcal	8.2 g	1.0 g

うれしい！低エネルギーのスパゲティ

魚介とほうれん草のペペロンチーノ

材料（1人分）

無頭エビ…2尾（30g）
- 酒…少量
- 塩…少量

イカ（胴）…½ ぱい（50g）
ほうれん草…3株（50g）
スパゲティ…乾 80g
しょうが…少量
赤とうがらし…少量
オリーブ油…小さじ1¼（5g）

b
- 酒…小さじ1（5g）
- 塩…ミニスプーン½ 弱（0.5g）
- しょうゆ…ミニスプーン1弱（1g）

粉チーズ…小さじ1（2g）

作り方

1 エビは殻を除き、背わたをとる。酒と塩をふる。
2 イカは皮と内臓を除き、輪切りにする。
3 ほうれん草はさっとゆでて湯をきり、4㎝長さに切る。
4 スパゲティは袋の表示通りにゆでる。
5 しょうがはみじん切りにし、赤とうがらしは小口切りにする。
6 フライパンにオリーブ油を入れて火にかけ、低温のうちに **5** をいためる。
7 **1**、**2** を加えていため、**b**、**3**、**4** を加えて混ぜ合わせる。
8 器に盛り、粉チーズをふる。

1人分	エネルギー	脂質	食塩相当量
	518kcal	14.4g	4.3g

パンチのきいた肉みそがアクセント

ねぎたっぷり肉みそラーメン

point
肉みそをのせるので、スープはうす味でシンプルに仕上げます。スープを全部残すと2g、半分残すと1gの塩分を減らせます。

材料（1人分）

ねぎ…20g

a
- 一味とうがらし…少量
- ごま油…小さじ½（2g）
- 塩…少量

水菜…20g
しょうが…少量
にんにく…少量
サラダ油…小さじ½（2g）
豚ひき肉…60g

b
- 豆板醤…1g
- しょうゆ…小さじ1（6g）
- 酒…小さじ2（10g）
- 砂糖…小さじ1⅔（5g）

- かたくり粉…小さじ⅔（2g）
- 水…小さじ⅘（4g）

c
- 水…1½カップ（300g）
- 顆粒鶏がらだし…小さじ1（3g）
- ねぎ…30g
- しょうが…少量

塩…ミニスプーン1弱（1g）
中華めん（生）…1玉（100g）

作り方

1 ねぎは芯《しん》を除いてごく細いせん切りにする。水にさらして水けをきる（白髪ねぎ）。白髪ねぎに **a** を混ぜ合わせる。
2 水菜は3cm長さに切る。
3 しょうがとにんにくはみじん切りにする。
4 なべに油を熱し、**3** を入れて香りが立つまでいためる。ひき肉を加えてほぐしながらいため、**b** を加えて混ぜ合わせる。水どきかたくり粉を加えてとろみをつける（肉みそ）。
5 別のなべに **c** を入れて5分ほど煮て、塩で味をととのえる（スープ）。
6 中華めんを袋の表示通りにゆで、湯をきる。
7 器に **6** を入れて **5** を濾《こ》しながら注ぎ、**4**、**2** をのせ、**1** をトッピングする。

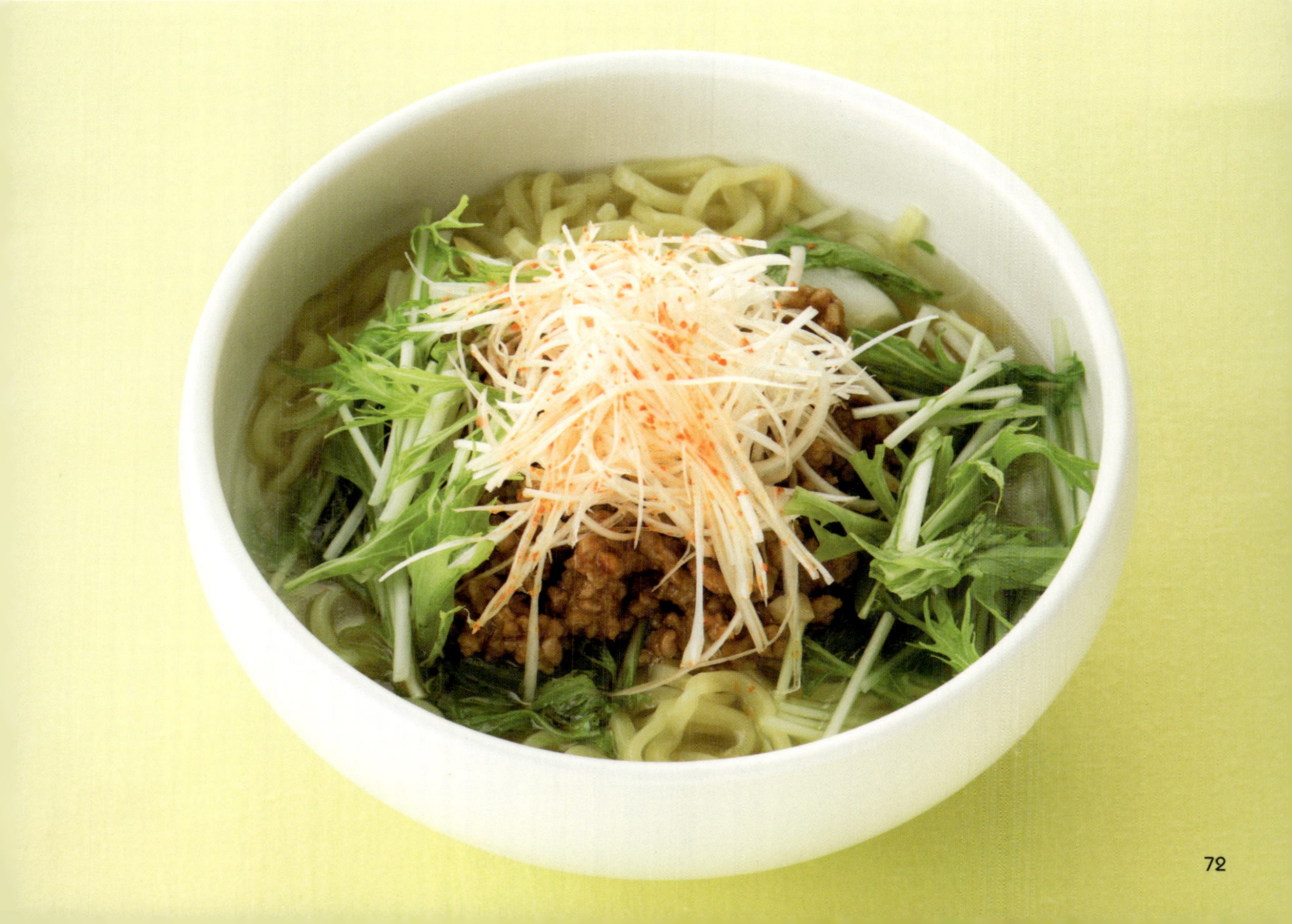

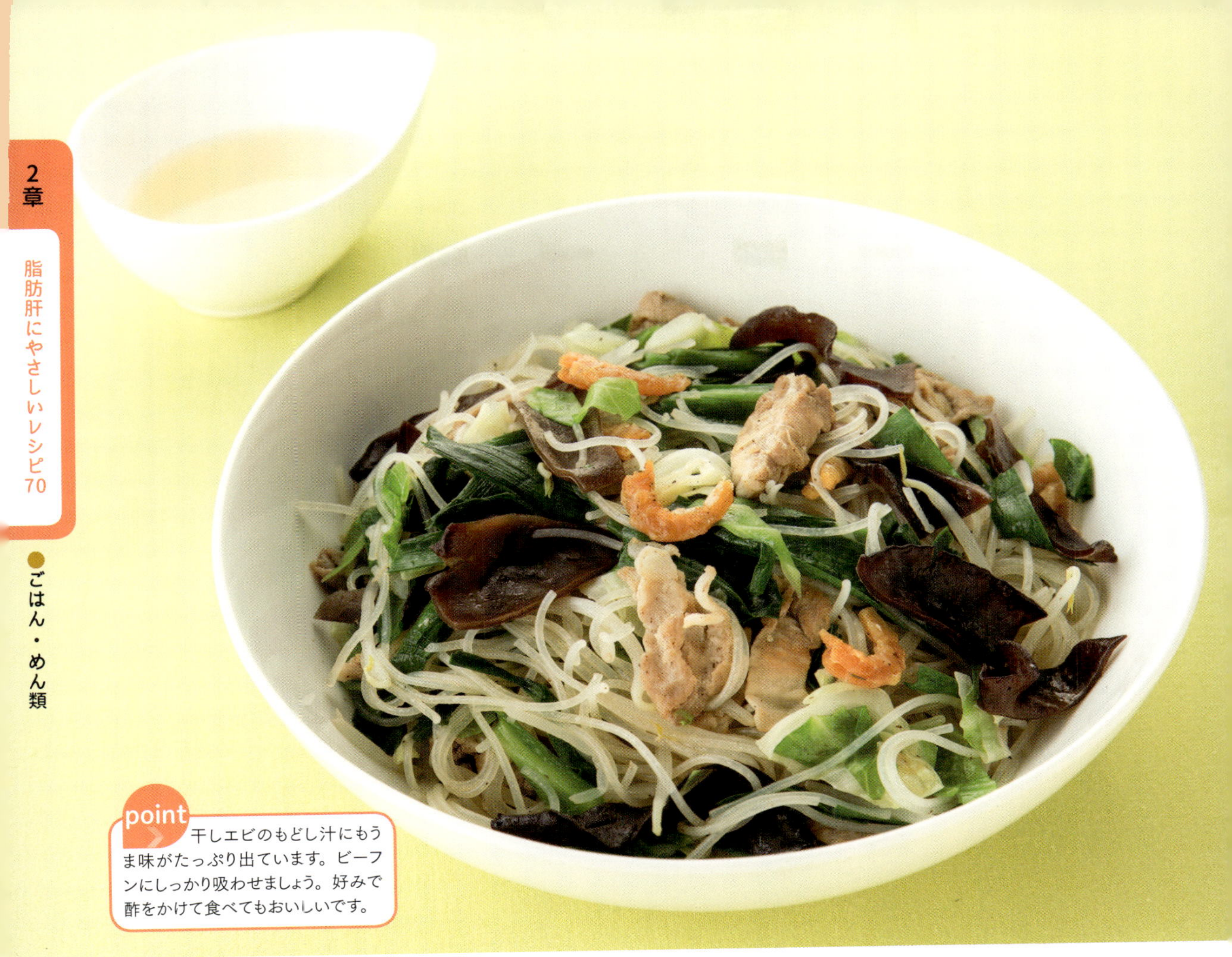

point 干しエビのもどし汁にうま味がたっぷり出ています。ビーフンにしっかり吸わせましょう。好みで酢をかけて食べてもおいしいです。

1人分	エネルギー	脂質	食塩相当量
	390 kcal	10.9 g	1.8 g

干しエビを加えてアジアンテイストに

キャベツとにらのビーフン

材料（1 人分）

- ビーフン…乾 50g
- 豚もも薄切り肉…60g
- 干しエビ…大さじ1（7g）
- きくらげ…5個（乾2g）
- キャベツ…50g
- もやし…¼ 袋（50g）
- にら…½ 束（50g）
- サラダ油…小さじ1¼（5g）
- ごま油…小さじ ¼（1g）
- a 酒…小さじ1⅗（8g）
  水…⅗カップ（120g）
  塩…ミニスプーン1¼（1.5g）
- こしょう…少量
- 酢…適量

作り方

1 ビーフンはぬるま湯に浸してかためにもどし、水けをきる。
2 豚肉は細切りにする。
3 干しエビは大さじ2の水（分量外）に浸してもどし、水けをきる。もどし汁はとっておく。
4 きくらげも水に浸してもどす。水けをきって一口大に切る。
5 キャベツは細切りにする。
6 もやしはひげ根を除き、にらは4cm長さに切る。
7 フライパンにサラダ油とごま油を熱し、**2** をいためる。色が変わったら **3** の干しエビ、**4**、**5** を加えていため合わせる。
8 **1**、**3** のもどし汁、**6**、**a** を加え、ビーフンに汁けを含ませるように強火でいため、こしょうをふる。好みで酢をかける。

デザート

低脂肪牛乳や豆乳を使ってエネルギー、脂質をおさえ、どれも100kcal以下。さらにフルーツなど食材の甘味を活かして砂糖をカット。脂肪肝にやさしいデザートです。

1人分	エネルギー	脂質	食塩相当量
	69 kcal	0.3 g	0.1 g

野菜が足りないときの補給に

小松菜とりんごのスムージー

材料（1人分）

小松菜…50g
りんご…¼個（50g）
牛乳（無脂肪タイプ）…½カップ（100g）

作り方

1 小松菜は適当な大きさに切る。りんごは皮と芯《しん》を除き、適当な大きさに切る。
2 ミキサーに **1** を入れ、牛乳を加えて攪拌《かくはん》する。

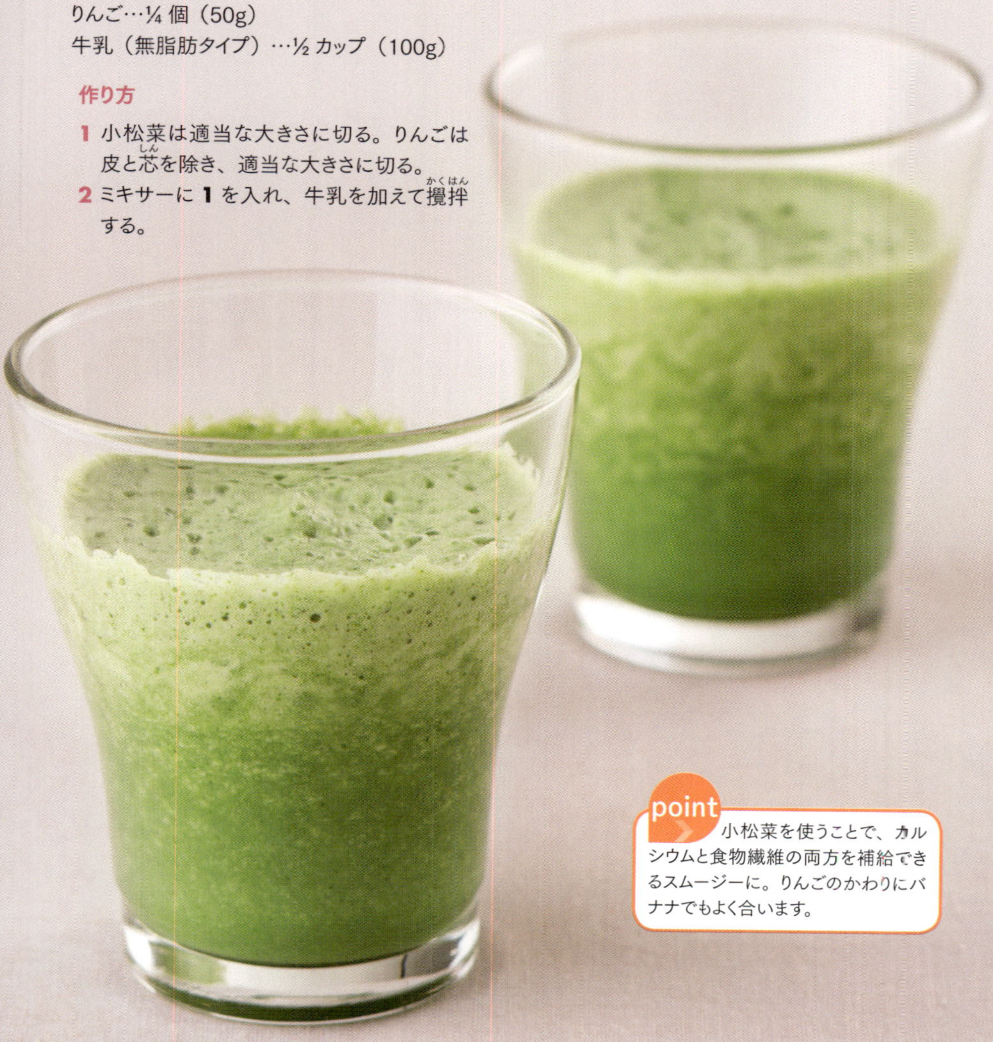

point 小松菜を使うことで、カルシウムと食物繊維の両方を補給できるスムージーに。りんごのかわりにバナナでもよく合います。

1人分	エネルギー	脂質	食塩相当量
	84 kcal	0.2 g	0 g

なめらかな生地にレーズンがアクセント

さつま芋の茶きん絞り

材料（1人分）

さつま芋…50g
a 牛乳（低脂肪タイプ）…小さじ1（5g）
　はちみつ…3g
レーズン…4粒（2g）

作り方

1 さつま芋は一口大に切って水にさらし、水けをきる。
2 なべにひたひたの水、1を入れてゆでる。やわらかくなったら湯をきり、マッシャーなどでつぶす。
3 ボールに移し、aを加えてよく混ぜ合わせる。2つに分けてレーズンを2粒ずつ加える。ラップに包み、ねじって茶きんに絞る。

point 低脂肪牛乳を使って脂肪をカット。豆乳を使うのもおすすめです。さつま芋にレーズンが加わり、やさしい甘さのデザートに。

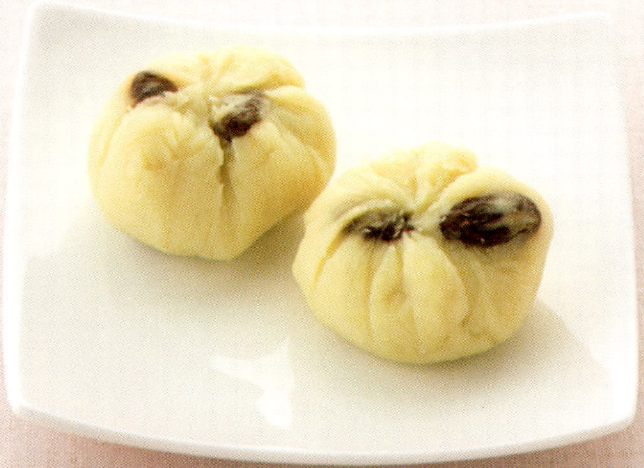

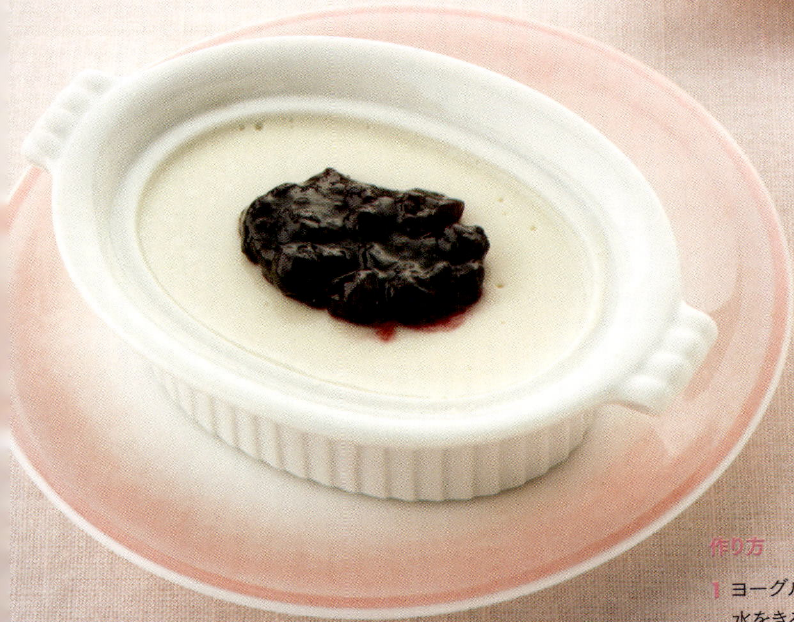

1人分	エネルギー	脂質	食塩相当量
	98 kcal	1.6 g	0.1 g

レアチーズケーキのようになめらか

豆乳ヨーグルトケーキ

材料（1人分）

豆乳…⅓ カップ（70g）
砂糖…小さじ2⅔（8g）
ヨーグルト（無脂肪・無糖タイプ）…40g
粉ゼラチン…小さじ ½（1.5g）
湯…大さじ1（15g）
レモン果汁…3g
ブルーベリージャム…小さじ1（7g）

作り方

1 ヨーグルトはキッチンペーパーを敷いたざるに入れて水をきる。
2 ゼラチンは湯にふり入れてとかし、ふやかす。
3 なべに豆乳と砂糖を入れて火にかけ、砂糖がとけたら2を入れてとかし、あら熱をとる。
4 1、レモン汁を加えてよく混ぜる。
5 器に流し入れて冷蔵庫で冷やす。
6 ブルーベリージャムをのせる。

point 無脂肪ヨーグルトと低脂肪の豆乳を使い、脂肪を減らしてエネルギーダウン。ブルーベリージャムの甘味がアクセントになります。

1人分	エネルギー 76 kcal	脂質 0.6 g	食塩相当量 0.1 g

ぷりぷり食感で満足度アップ

ヨーグルトかん

材料（1 人分）

ヨーグルト（無脂肪・無糖タイプ）…25g
牛乳（低脂肪タイプ）…¼ カップ（50g）
水…大さじ2（30g）
粉かんてん…小さじ ¾（1.5g）
砂糖…小さじ2⅓（7g）
みかん（缶詰め）…6粒（20g）

point ヨーグルトのさわやかな風味にみかん缶の甘さを合わせたスイーツ。かんてんは低エネルギーで食物繊維が豊富な食材です。デザートにじょうずに利用しましょう。

作り方

1 ボールにヨーグルトと牛乳の ½ 量を入れて混ぜ合わせる。
2 なべに残りの牛乳、水、粉かんてん、砂糖を入れて中火にかけ、沸騰したら弱火で1～2分煮る。
3 かんてんがとけたら、**1** に少しずつ注ぎ入れてよく混ぜる。
4 濾《こ》しながら容器に流し入れて、みかんをのせる。あら熱がとれたら冷蔵庫で冷やす。

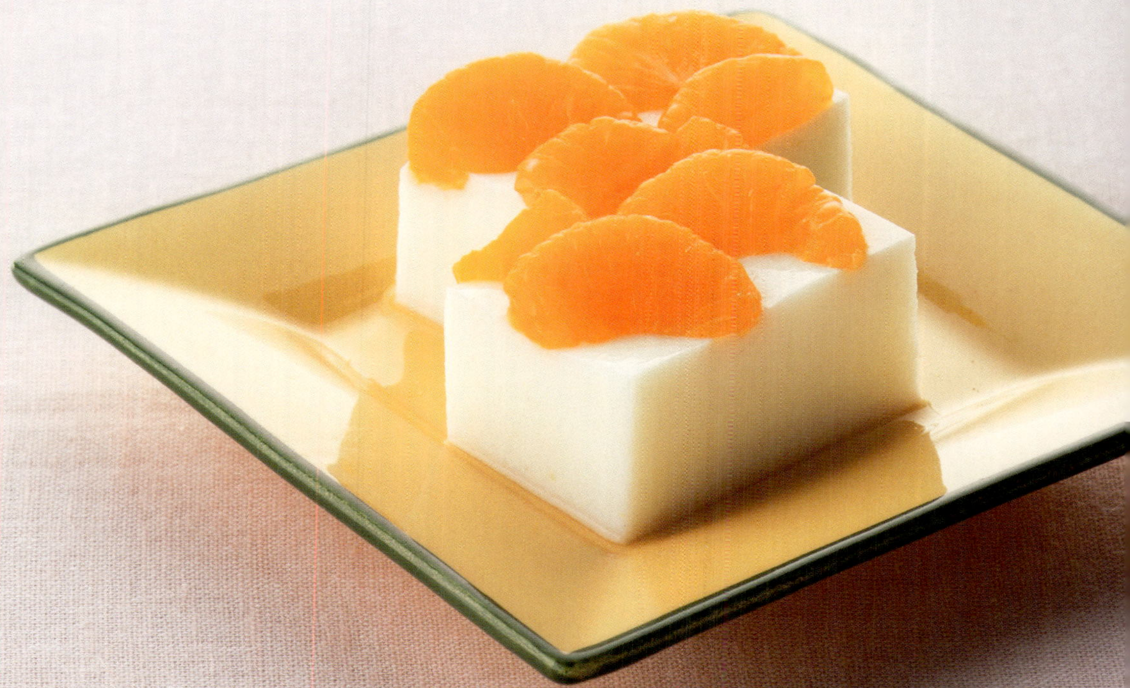

1人分	エネルギー	脂質	食塩相当量
	63kcal	0.1g	0g

ジュースを凍らせてかき混ぜるだけ

トマトシャーベット

point トマトの酸味とオレンジジュースの甘味が絶妙。甘いデザートが苦手な人にもおすすめです。トマトジュースは食塩無添加を使うと塩分ゼロに。

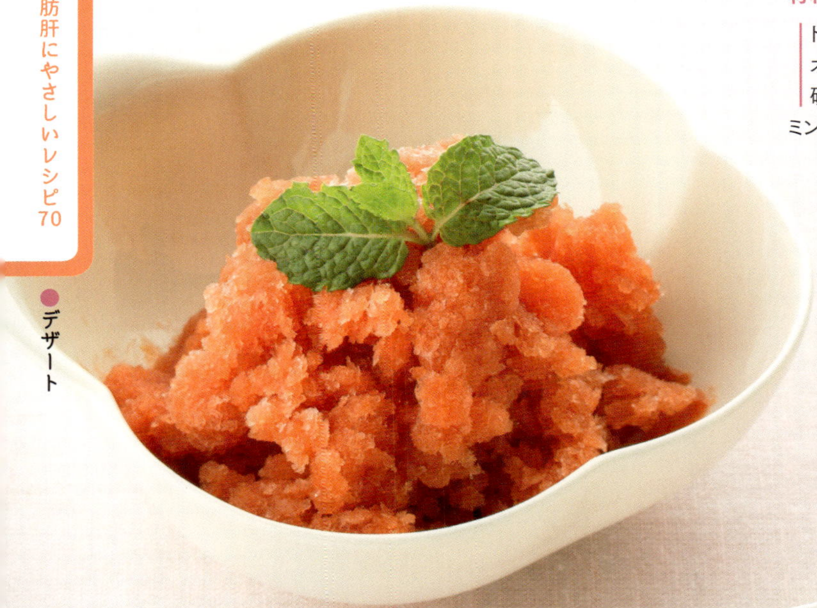

材料（1人分）

トマトジュース（食塩無添加）…⅓カップ（70g）
オレンジジュース…大さじ2（30g）
砂糖…大さじ1強（10g）
ミントの葉…適量

作り方

1 ボールにトマトジュース、オレンジジュース、砂糖を入れ、よく混ぜて砂糖をとかす。
2 容器に移して冷凍庫でかためる。
3 表面が凍ったら、スプーンまたはフォークで混ぜて全体に空気を含ませる。これを2〜3回くり返す。
4 スプーンですくって器に盛り、ミントを飾る。

1人分	エネルギー	脂質	食塩相当量
	62kcal	0.1g	0g

キウイの甘さを活かした一品

キウイシャーベット

材料（1人分）

キウイフルーツ…1個（80g）
砂糖…小さじ1⅔（5g）
湯…小さじ2（10g）

作り方

1 キウイは皮をむいてすりおろす（またはミキサーにかける）。
2 ボールに砂糖と湯を入れ、砂糖をとかす。1を加えて混ぜ、容器に移して冷凍庫でかためる。
3 表面が凍ったら、スプーンまたはフォークで混ぜて全体に空気を含ませる。これを2〜3回くり返す。
4 スプーンですくって器に盛る。

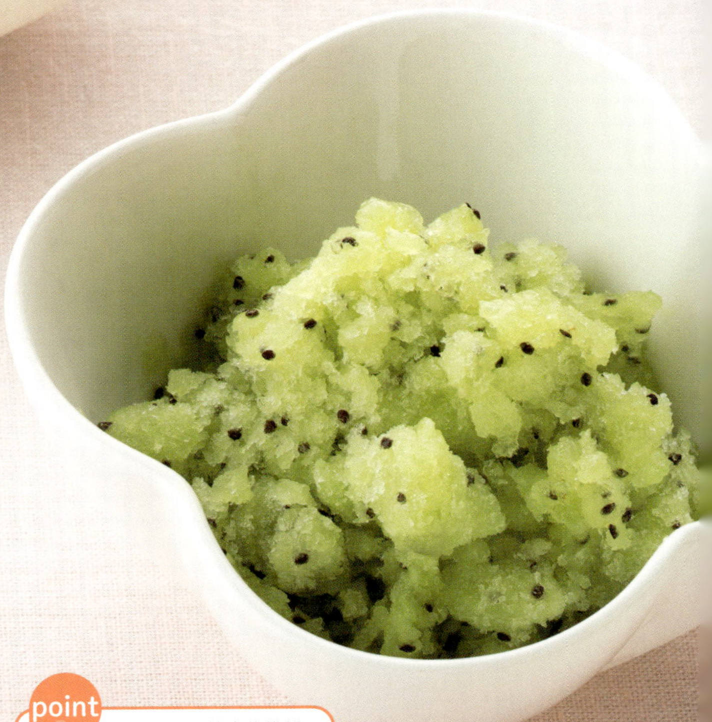

point キウイは水溶性食物繊維のペクチンを含み、ビタミンCの含有量はフルーツのトップクラス。積極的にとりたい果物の1つです。

おいしく もっとヘルシーに！ 脂肪肝を撃退する調理のコツ

ちょっとだけ調理法をくふうするだけで、エネルギー、脂質、塩分量をおさえることができます。毎日の献立作りに利用して、脂肪肝改善レシピの効果を高めましょう。

細かく切っていためる

野菜いためなどの材料は、せん切りのように切り方が細かくなるほど表面積が大きくなります。油に接する面が増えて熱がまわりやすく、少ない油でもおいしく仕上げることができます。さらにフッ素樹脂加工のフライパンを使えば、油の使用量は鉄製のフライパンの半分ですみます。材料がなべ肌に触れやすく熱がまわる中華なべも、少量の油で早く均一に油がまわります。

パン粉は細かくつぶしてまぶす

衣が厚くなるほど油を吸うので、高エネルギーになります。パン粉は生パン粉よりも乾燥パン粉、目のあらいパン粉よりも細かいパン粉のほうが吸油量が少なくなります。ざるの網目を利用してパン粉を細かくつぶすと、より薄くつけられます。余分なパン粉をたたき落としてから揚げるのもたいせつなポイントです。

とけ出した脂はふきとる

肉をフライパンでいためたり焼いたりすると、脂がとけ出します。同じフライパンで続けて調理するときは、キッチンペーパーで脂をしっかりふきとるだけで、エネルギーダウンできます。サケやサバのように脂ののった魚を焼いたときも同様にふきとりましょう。このひと手間が、エネルギー&脂質オフのコツです。

うま味素材をプラスする

油を控えるとどうしてももの足りなさを感じてしまいがち。そんなときに、うま味素材をプラスしてみましょう。だしに使われる削りガツオ、こんぶ、しいたけなどのきのこ類、アサリやハマグリなどの貝類、トマトなどの野菜にはうま味成分がたっぷりと含まれています。煮汁やソースにうま味がとけ出して、料理に豊かな風味とコクを与えます。

揚げ物は小さく切らずに揚げる

カツやフライなどの揚げ物は、一口サイズで作ると、油に触れる部分が多くなるため、油の吸収率が高くなります。また表面積が大きくなると、その分つける衣の量も増え、吸油も多くなります。揚げ物は、大ぶりで揚げて、調理後にカットするのが正解です。

香味野菜やスパイスでおいしいアクセント

こしょう、カレー粉、赤とうがらし、みょうが、しょうが、にんにく、ねぎなどの香味野菜やスパイス。味にめりはりをつけるだけでなく、味覚に刺激を与えることで、舌が錯覚して塩味がついているように感じ、塩分が少量でも料理をおいしく仕上げてくれます。じょうずに活用すればうす味のストレスを感じることなく、おいしく続けられます。

3章

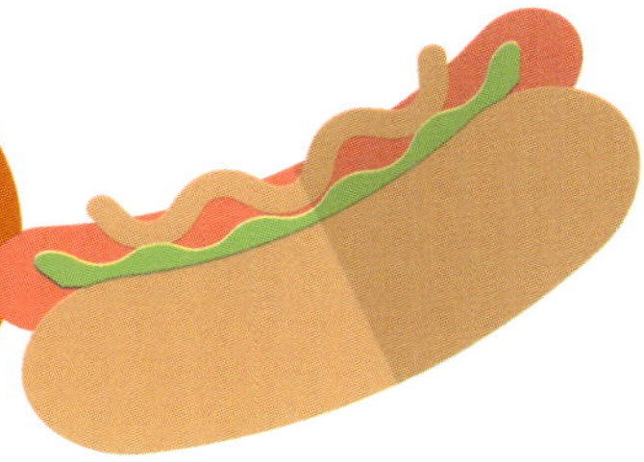

中食《なかしょく》・外食の じょうずな食べ方

現代のサラリーマンは、どうしても「外食」が多くなりがちです。
一般家庭でも、コンビニやスーパー、デパ地下などで
お弁当や総菜を買って自宅で食べる「中食《なかしょく》」が増えています。
手軽で便利な反面、揚げ物、濃い味つけが多いために
エネルギーが高く、塩分のとりすぎになり、脂肪肝の人は特に注意が必要です。
外食や中食でも、くふうしだいでバランスよく食べることは可能です。
じょうずに食べて、中食・外食を楽しみましょう。

じょうずに食べて外食を楽しむ

賢く選んでエネルギー、塩分を引き算する

外食は、野菜が不足しがちになるので、どんぶり物やめん類などの単品物よりも、サラダやつけ合わせ、小鉢がついた定食やセットがおすすめです。またエネルギーや塩分のとりすぎにも注意が必要です。油を多く使ったメニューは避ける、肉の脂身を残す、みそ汁やめん類のスープ、漬物は残すなど食べ方をくふうして、脂質と塩分を控えましょう。

＊定食やセットを選ぶ
＊揚げ物・いため物は控える
＊野菜を使ったメニューを選ぶ
＊汁や漬物は残す

和食の例

エネルギー	脂質	食塩相当量
823 kcal	32.6 g	5.7 g

高エネルギーで味つけが濃いのが難点

しょうが焼き定食

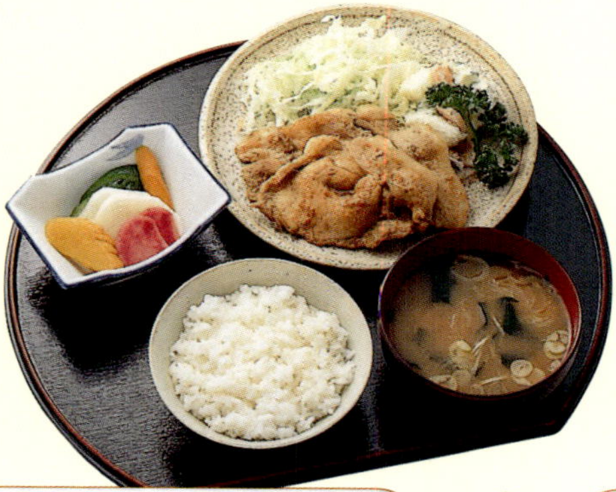

ごはんを ⅓ 残すと	→	− 112kcal
ごはんを ½ 残すと	→	− 168kcal
豚肉の脂身を残すと	→	− 50 ～ 60kcal
豚肉を 1 枚残すと	→	− 116kcal
ポテトサラダを残すと	→	− 81kcal
みそ汁の汁を残すと	→	塩分−約 2.0g
漬物を残すと	→	塩分− 1.8g

洋食の例

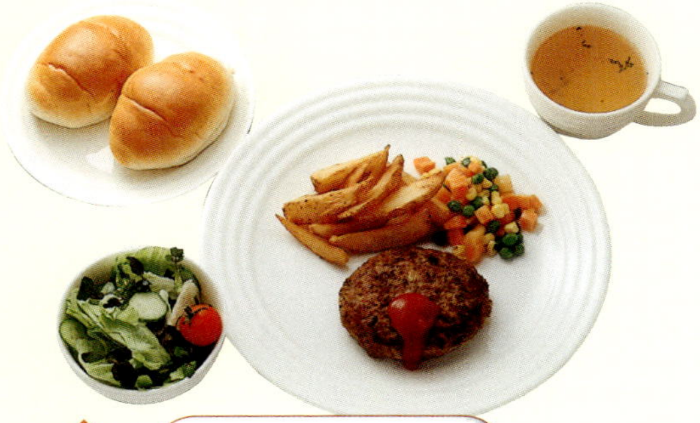

エネルギー 895 kcal　脂質 56.0 g　食塩相当量 3.7 g

パンの食べ方がポイント

ハンバーグステーキ定食

ロールパンを１個残すと →	−95kcal
フランスパン（40g）にかえると →	−78kcal
ライ麦パン（50g）にかえると →	−58kcal

中国料理の例

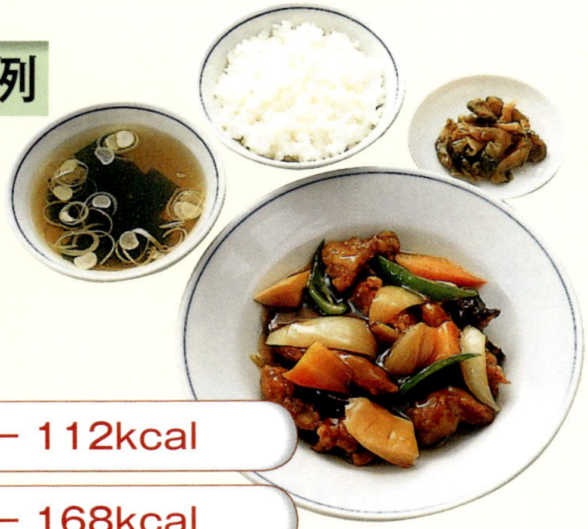

エネルギー 948 kcal　脂質 41.9 g　食塩相当量 6.1 g

野菜はとれるが高エネルギーで高塩分

酢豚定食

ごはんを ⅓ 残すと →	−112kcal
ごはんを ½ 残すと →	−168kcal
豚肉を２つ残すと →	−100～116kcal
豚肉を１つ残すと →	−50～58kcal
甘酢あんを ½ 残すと →	−40kcal
スープの汁を残すと →	塩分−0.9g
ザーサイを残すと →	塩分−1.0g

『外食・コンビニ・惣菜のカロリーガイド』女子栄養大学出版部より

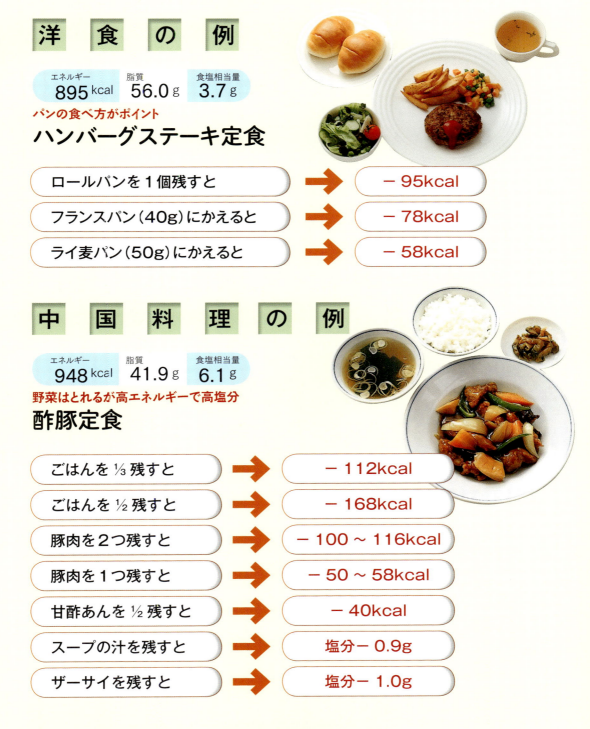

じょうずに中食《なかしょく》を楽しむ

とりすぎないように栄養成分をチェック

コンビニやスーパーのお総菜も、商品によっては高エネルギー、高脂肪、高塩分になります。栄養成分表示をチェックしましょう。1食の目安量は、エネルギーは500～600kcal、脂質は20g以内、塩分は3g以内におさえましょう。ナトリウムの数値から、食塩相当量を換算することができます。ナトリウム（mg）×2・54÷1000＝食塩相当量（g）です。

＊揚げ物メーンのお弁当は控える
＊野菜が入ったお弁当を選ぶ
＊単品物には副菜をプラス
＊めん類のスープは残す

お弁当の例

エネルギー	脂質	食塩相当量
733 kcal	21.3 g	3.7 g

ごはんが多いので残すのが前提

のり弁当

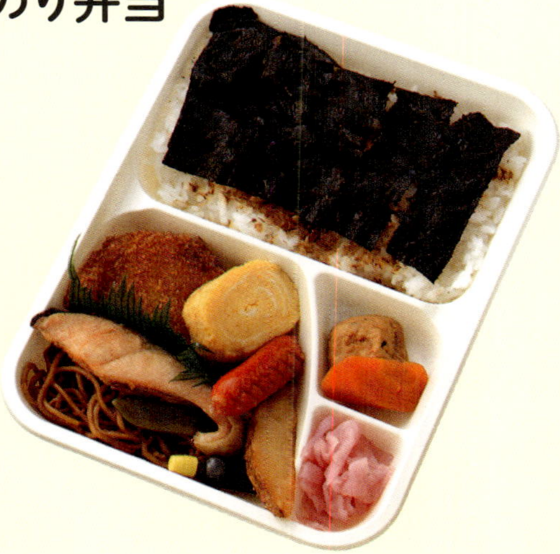

のりとごはんを 1/5 残すと →	－ 70kcal
コロッケを残すと →	－ 113kcal、塩分－ 0.3g
焼きそばを残すと →	－ 59kcal、塩分－ 0.8g
大根の桜漬けを残すと →	－ 8kcal、塩分－ 0.5g
ウインナソーセージを残すと →	－ 35kcal、塩分－ 0.2g

『エネルギー早わかり 第４版』女子栄養大学出版部より

単品物の例

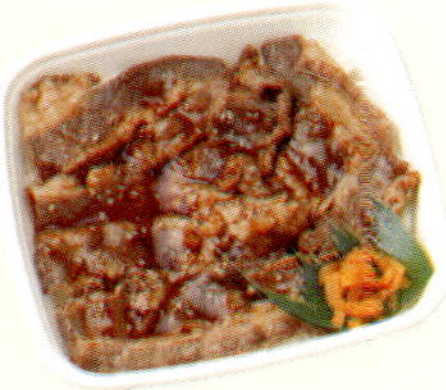

肉もごはんも控えめに

牛カルビ丼

エネルギー	脂質	食塩相当量
808 kcal	25.4 g	3.4 g

- ごはんを ¼ 減らすと → －126kcal
- 肉を 1 切れ残すと → －76kcal

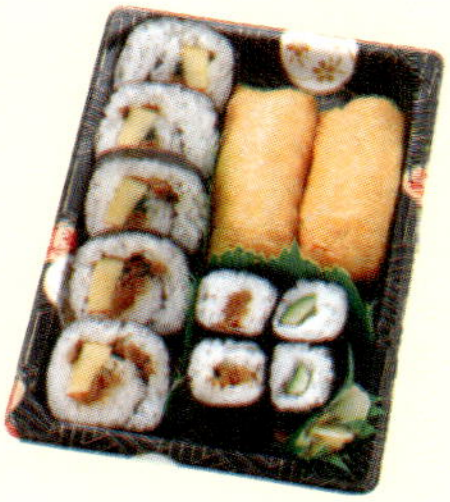

ごはんのとりすぎに注意!

助六弁当

エネルギー	脂質	食塩相当量
738 kcal	9.3 g	5.0 g

- 太巻き 1 切れ残すと → －73kcal
- いなりずし 1 個残すと → －144kcal

野菜が足りないときにプラスしたい副菜例

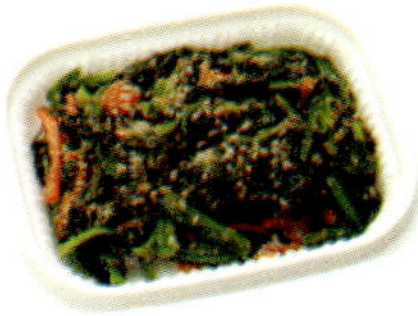

エネルギー	脂質	食塩相当量
83 kcal	4.7 g	1.0 g

ほうれん草のごまあえ(85g)

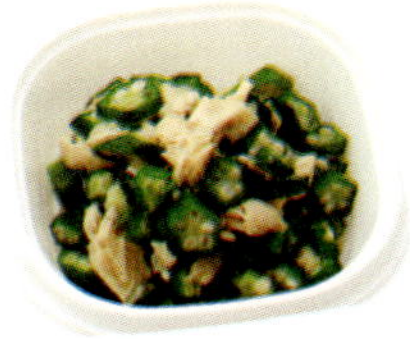

エネルギー	脂質	食塩相当量
52 kcal	1.7 g	0.9 g

オクラのねばねばサラダ(100g)

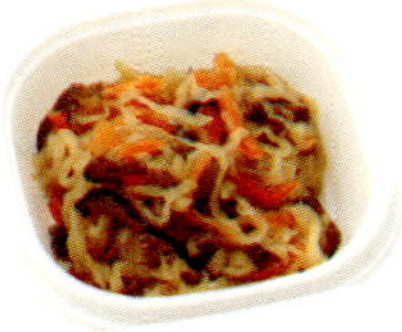

エネルギー	脂質	食塩相当量
74 kcal	0.2 g	1.3 g

切り干し大根煮(100g)

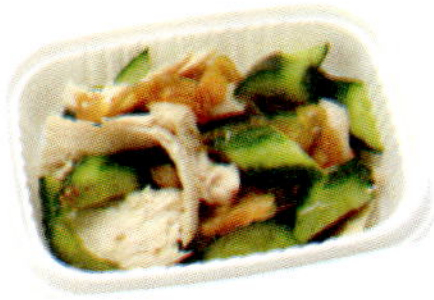

エネルギー	脂質	食塩相当量
114 kcal	5.6 g	0.9 g

蒸し鶏のサラダ(100g)

副菜は『外食・コンビニ・惣菜のカロリーガイド』女子栄養大学出版部より

「脂肪肝にやさしいレシピ」を組み合わせて 脂肪肝の味方〝手作り弁当〟

完食しても安心！栄養バランスも満点！

家庭ではある程度コントロールできても、外食で「ごはんを残す」「揚げ物は食べない」「おかずを減らす」「スープは飲まない」などがむずかしいこともあります。食べすぎとわかっていても完食してしまったり、中食で高エネルギー・高脂肪のお弁当を選んでしまうこともあるでしょう。それが続けば、脂肪肝の状態はなかなか改善しなくなります。

そこでおすすめなのが〝手作り弁当〟。2章で紹介した「脂肪肝にやさしいレシピ」をお弁当に詰めれば、エネルギーや脂肪、塩分を気にせず完食できます。組み合わせ例を紹介します。

エネルギー	脂質	食塩相当量
593 kcal	18.6 g	2.0 g

- ●牛豚ひき肉の和風ハンバーグ（22 ページ）
- ●ゴーヤーのみそあえ（57 ページ）
- ●ごはん　150g
- ●みかん　1 個（70g）

和風ハンバーグ弁当

根菜やきのこ類を加えたボリュームのあるハンバーグが主役。男性も満足できる食べごたえ。ゴーヤーのほどよい苦味が箸《はし》休めにぴったりです。

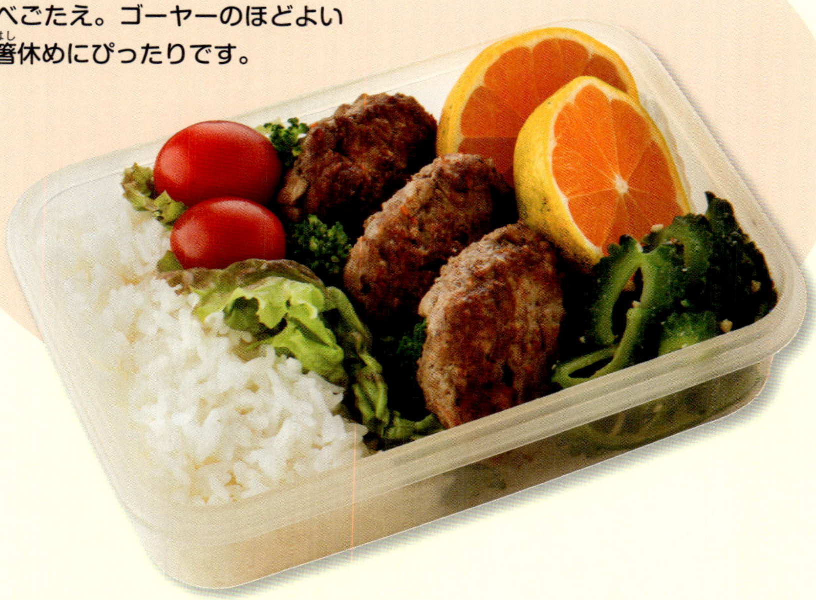

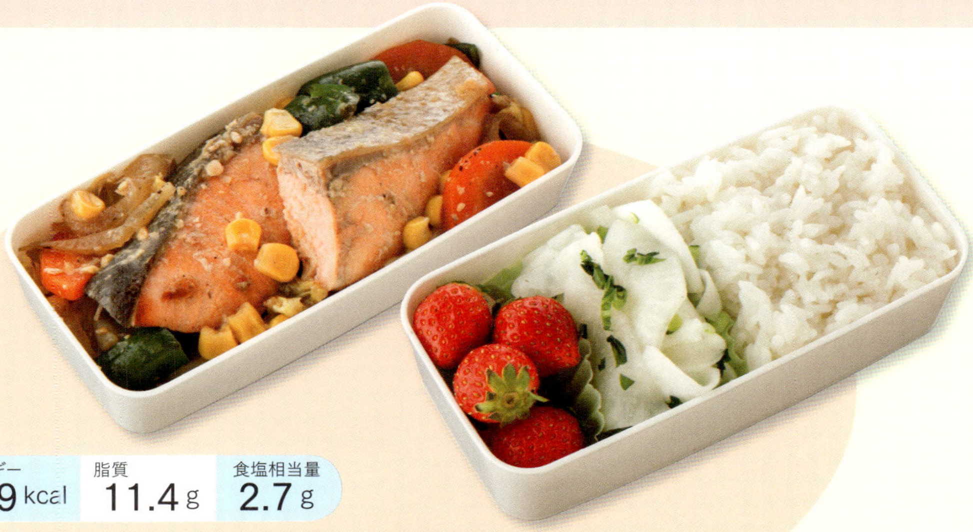

エネルギー	脂質	食塩相当量
569 kcal	11.4 g	2.7 g

サケのちゃんちゃん焼き弁当

いつものサケも、ちゃんちゃん焼きにすると野菜もたっぷりとれるので満足感の高いサケ弁に。レモン風味の即席漬けが心地よいアクセントになるお弁当です。

- ●サケのちゃんちゃん焼き（32 ページ）
- ●かぶのレモン漬け（57 ページ）
- ●ごはん　150g
- ●いちご　50g

エネルギー	脂質	食塩相当量
578 kcal	11.4 g	2.0 g

ソース豚丼弁当

しょうがのきいたしょうゆ味をソース味にアレンジした豚丼。このボリュームでエネルギー、脂質量、塩分量も１食の目安の範囲内。手作りならでは！

- ●豚丼ソース味（64 ページ）
- ●じゃが芋とパプリカのオイスターソースいため（48 ページ）
- ●ごはん　150g
- ●オレンジ　60g

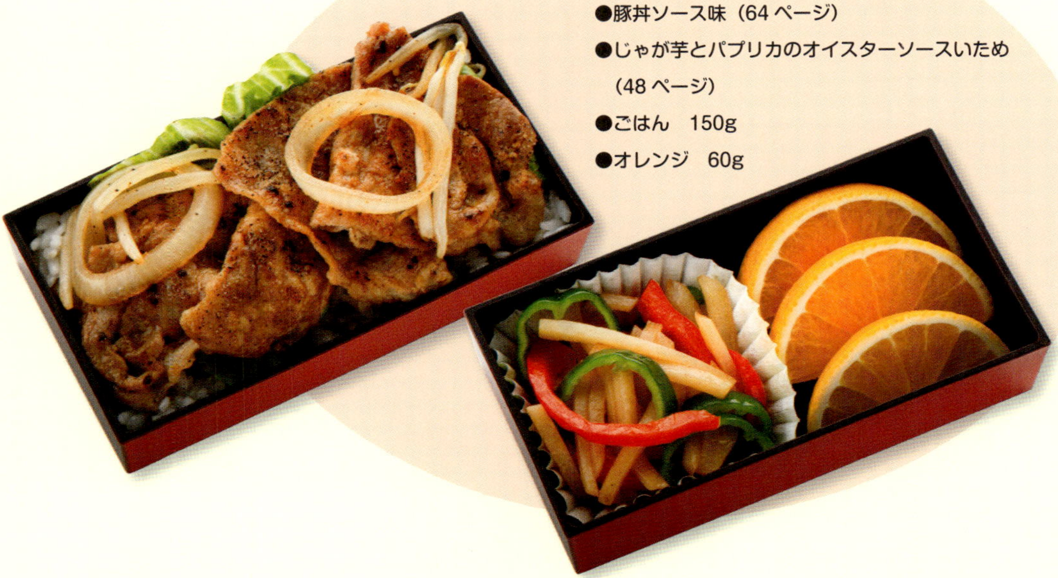

教えてドクター！

脂肪肝Q&A

「肝機能が悪い、低下している」と指摘され、不安な気持ちで過ごしている人も多いのでは？　ここでは、診察時に実際に患者さんから聞かれることが多い脂肪肝に関するさまざまな疑問に、加藤医師がお答えします。

Q 今まで健康が自慢だったのに初めて「肝機能に異常あり」といわれました。どうしたら改善できますか？

A

肝機能検査は、健康診断や人間ドックで最も異常が見つかりやすい検査項目の一つです。職場健診で約15％、人間ドックでは30％以上の人に異常が見つかります。

初めて〝異常〟を指摘されたのなら、まず医師の診察を受けてください。近くのかかりつけ医でけっこうです。そこではまず、血液検査でC型やB型のウイルス性肝炎かどうかを調べます。肝炎ウイルスが陽性であれば、肝臓専門医のいる病院で診てもらうことをおすすめします。

ただ、肝機能検査異常の大部分の人は「脂肪肝」です。その多くの場合は、食事、運動、飲酒などの生活習慣を改めることでよくなります。心配しすぎる必要はありません。

Q 検査数値が高めですが、基準値以内なら心配しなくてだいじょうぶですか？

A

肝機能検査の数値が基準値からはずれているときに「肝機能異常」と判断されます。この基準値は健康な人の95％が入る範囲として決められたものです。健康な人でも5％は基準値からはずれてしまいますし、反対に基準値内でも、かならずしも安心はできません。前年までの数値より大幅に高くなった場合は、脂肪がたまっている度合いが増えて、脂肪肝の程度が強くなっている場合もあります。

個人によって目標とする値は違います。基準値内であっても検査数値の大きな変化には注意が必要です。

ふだんから体重を量って体調を管理することも、脂肪肝の予防・改善に役立ちます。20歳前後の体重を目安にし、それより10％以上増えていたらマイナス5kgを目指しましょう。

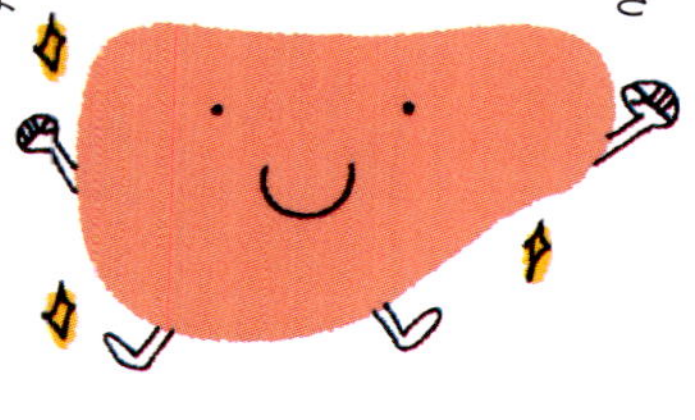

Q 脂肪肝と診断され、薬を出されました。一生飲み続けるの？

A　肥満、高血圧、糖尿病、脂質異常も指摘されていないでしょうか。脂肪肝は生活習慣病です。生活習慣を変えなければ、薬を一生飲み続けることになる場合もあります。生活習慣を改めて肥満を解消し、適度な運動を続ければ、薬を減らしたり中止することも可能です。

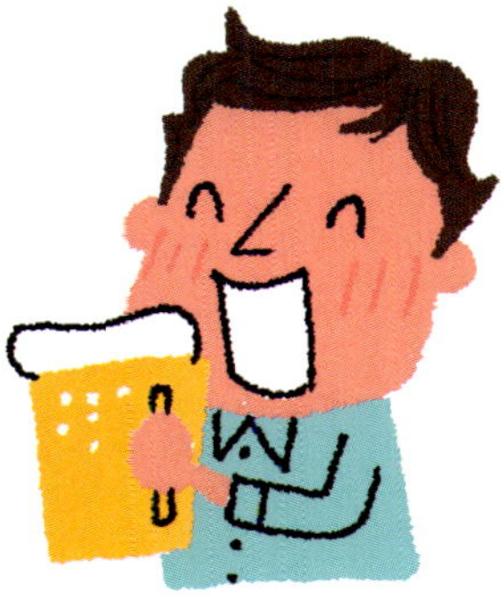

Q 仕事上のつき合いの飲酒もあるのですが脂肪肝の人はお酒は飲んではいけないのでしょうか？

A　お酒を飲みすぎるとアルコールの分解を優先して肝臓に中性脂肪がたまり、「アルコール性脂肪肝」になります。まずは、原因となるお酒をしばらくやめてみて、肝機能の回復を確かめるのが原則です。1か月もたてば、肝機能の状態がみるみるよくなります。

その後に、適度な飲酒（1日に男性でアルコール量40g以下、女性で20g以下）におさえられるなら、断酒は続けなくてもかまいません。しばらく肝機能検査のチェックを受けながら、〝飲みすぎない適切な飲み方〟を覚えていくことです。

ただし、脂肪肝だけではなく肝硬変にまで進んでいる場合は肝機能が戻りにくく、長期間の断酒が必要です。

Q 肝臓が悪いなら安静にしたほうがいいとまわりの人にいわれました。運動するのもだめなのでしょうか？

A　確かに、かつては「肝臓病には安静が必要」といわれた時期がありました。しかし現在では、慢性肝炎や肝硬変であっても適度な運動がすすめられています。安静が必要なのは、黄疸《おうだん》や腹水、肝性脳症などがある時期だけです。

脂肪肝では、むしろ運動不足による肥満や脂質異常が肝臓機能の低下の原因となりますので、脂肪肝と診断されたのなら、積極的に運動することをすすめています。

まずはウォーキングなどの有酸素運動から始めましょう。最初は４０００歩を目標にし、６０００歩、８０００歩と徐々に歩数を増やしていきます。

体が慣れてきたら、週に一度くらいは、少し強い運動を加えるとよいでしょう。

Q 営業から事務職になり、外出が減ったせいか、今年、脂肪肝といわれました…

A 運動量が減ったのに食事量はそのままのために肥満、そして脂肪肝になってしまうケースがあります。営業職から事務職に異動になったり、学生時代に運動していたけれども社会人になってやめてしまった人などに多く見られます。

以前となにが違うのかを考えてみます。その〝気づき〟を得られたら、次に今のライフスタイルの中でできることを見つけましょう。運動量が減ったと気づいたのなら、朝の通勤時にひと駅分歩いてみます。昼食は外食で天丼や豚カツなどの揚げ物が多いと気づいたのなら、焼き魚定食など脂質の少ないメニューに変えてみます。

可能な範囲で変えられることを考えて、健康的な生活をくふうすることが脂肪肝の改善につながります。

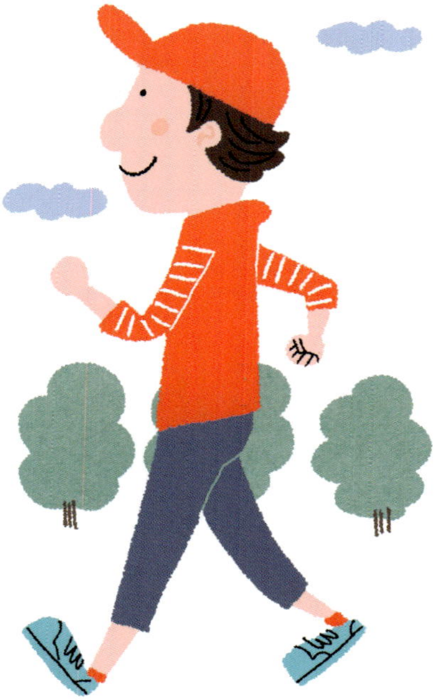

Q 脂肪肝が改善できる食べ物はなにかありますか?

A 脂肪肝の多くの人は、健康な体を維持するために必要な標準の食事より食べすぎていたから脂肪肝になったのです。脂肪肝を改善するには、それまでの食生活を見直し、「バランスのよい食事」を目指します。

脂肪肝に対しては、テレビの情報番組などでとり上げられるような「これを毎日食べればよい」という特別な食事はありません。

肥満の人は極端に量を減らすのではなく、高脂肪・高エネルギーの食事を少し控えるだけ。一気にやせるのではなく、2週間で体重を1kgずつ減らすことができれば充分と考えてください。おだやかにやせていくほうが体への負担やストレスが少ないので、リバウンドしにくく、食事療法が長続きします。

Q 間食をやめるのはむずかしくて…。どれくらいなら食べてもよいでしょうか？

A 間食は1日150kcal程度にとどめましょう。1日の適正エネルギーの範囲内に収めるように食事の量を調整する必要がありますが、食事を減らして甘いものばかりを食べるのはNGです。

デザートは糖質が多く、加えてクリーム系の洋菓子、チョコレート、スナック菓子は脂質も多いので、脂肪肝の人は食べすぎないことが重要です。ケーキを食べるなら、1個を家族と半分ずつ食べる、食べる量を決めて皿に出して残りはしまうなど、食べすぎないくふうをしてください。

デザートを手作りすれば糖質、脂質量をおさえることができます。口寂しいときにはナッツ類もおすすめです。噛《か》みごたえがあり、数粒で満足感も得られます。

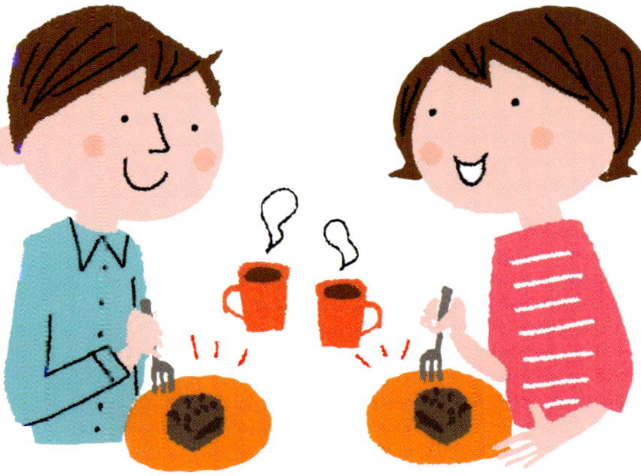

Q お酒に強い体質なので肝臓には自信を持っています。肝機能が少々悪くてもだいじょうぶですよね？

A 酔わずに大量にお酒を飲めることと、内臓がアルコールに対して強いこととは別です。お酒に強いといわれる人は、アセトアルデヒドを分解する酵素が強いため、アセトアルデヒドが体にたまりにくく、悪酔いしにくいだけです。むしろ、そのような人はアルコールを大量に飲める分だけ、肝臓を悪くしやすいのです。酒に弱い人は、肝臓を悪くするほど飲めないということです。

お酒を飲む場合は、その分食事のエネルギーを減らしますが、お酒にはほかの栄養素がほとんどないので、脂質の少ないたんぱく質、野菜を増やすなど副食にくふうが必要になります。

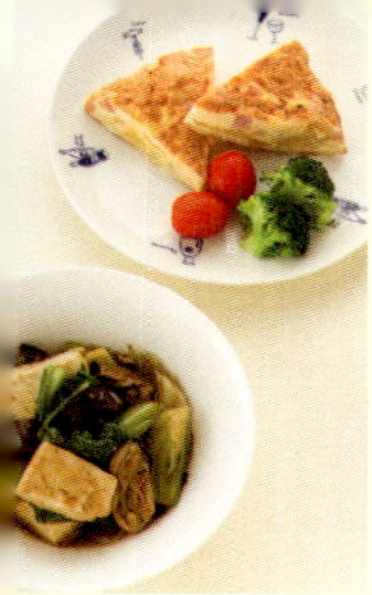
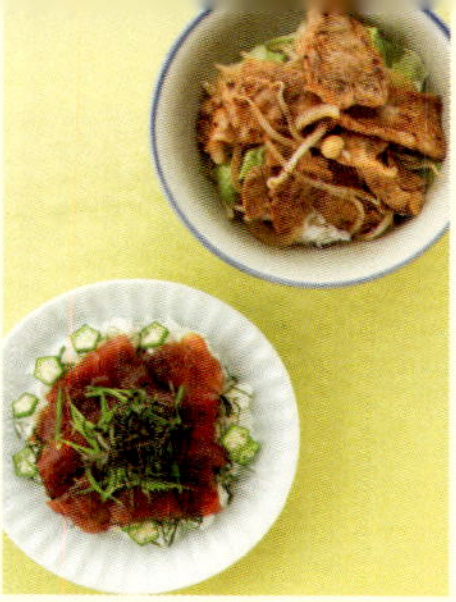

栄養成分値一覧

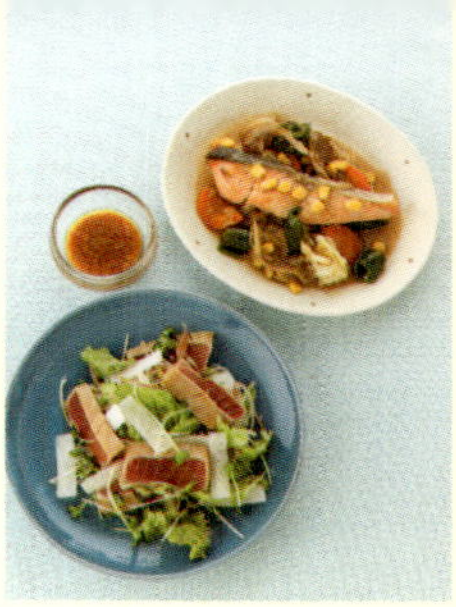
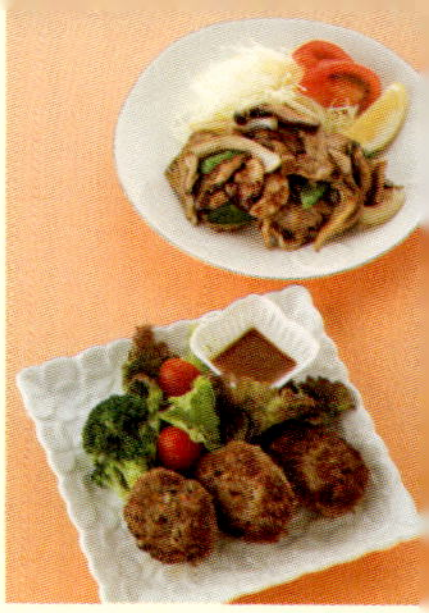

料理名	掲載 (ページ)	エネルギー (kcal)	たんぱく質 (g)	脂質 (g)	炭水化物 (g)	カリウム (mg)	カルシウム (mg)	鉄 (mg)	亜鉛 (mg)	レチノール活性当量 (μg)	ビタミンB1 (mg)	ビタミンB2 (mg)	ビタミンC (mg)	コレステロール (mg)	食物繊維総量 (g)	食塩相当量 (g)
献立																
朝	16	498	19.8	11.9	77.5	894	208	2.8	2.6	109	0.30	0.50	16	222	6.8	2.4
昼	16	555	26.4	10.5	86.1	1326	146	3.6	3.6	103	1.07	0.40	60	54	8.6	2.0
夕	17	615	37.6	12.1	89.6	1651	260	3.5	3.2	634	0.52	0.44	91	59	9.8	3.5
1日合計		1668	83.8	34.5	253.2	3871	614	9.9	9.4	846	1.88	1.35	167	335	25.2	7.9
肉のおかず																
豚もも肉ときのこのしょうが焼き	22	255	21.8	12.5	13.5	813	47	1.5	2.5	27	0.95	0.46	40	53	4.1	1.3
牛豚ひき肉の和風ハンバーグ	22	273	19.4	17.4	9.9	665	50	2.5	3.5	133	0.41	0.34	28	99	4.0	1.3
鶏肉と野菜の高菜風味いため	24	206	24.0	7.9	11.0	827	82	1.9	1.6	114	0.30	0.42	24	57	4.9	1.6
鶏つくね 小松菜のごまマヨあえ添え	25	243	19.1	13.8	9.7	574	143	2.8	1.2	205	0.16	0.25	17	63	3.3	0.7
牛肉のつけ焼き キャベツソテー添え	26	234	19.2	12.2	10.4	582	45	1.7	4.2	41	0.15	0.27	68	54	2.7	1.5
ヘルシー酢豚	27	272	20.1	11.1	21.8	625	23	1.3	2.2	80	0.86	0.27	31	53	2.7	1.8
豚肉となす、パプリカのカレー風味	28	221	19.7	9.2	11.5	591	36	1.5	2.1	22	0.83	0.26	23	54	2.8	1.3
牛肉ソテー 梅干し入りおろし大根のせ	29	252	19.3	12.3	14.5	730	37	3.0	4.4	67	0.15	0.24	26	61	2.1	2.1
鶏肉ロールフライ風	30	263	24.2	9.5	18.9	549	96	0.8	1.4	114	0.15	0.21	13	97	2.5	1.1
豆腐の牛肉巻きのすき焼き	31	287	22.3	10.7	21.9	735	218	3.2	4.2	157	0.19	0.29	21	48	4.7	1.7

・文部科学省『日本食品標準成分表2015年版(七訂)』にもとづいて算出しています。
同書に記載のない食品は、それに近い食品（代用品）の数値で算出しました。
・栄養成分値は1人分（1回分）あたりの値です。
・市販品はメーカーから公表された成分値のみ合計しています。
・数値の合計の多少の相違は計算上の端数処理によるものです。

料理名	掲載 (ページ)	エネルギー (kcal)	たんぱく質 (g)	脂質 (g)	炭水化物 (g)	カリウム (mg)	カルシウム (mg)	鉄 (mg)	亜鉛 (mg)	レチノール活性当量 (μg)	ビタミンB_1 (mg)	ビタミンB_2 (mg)	ビタミンC (mg)	コレステロール (mg)	食物繊維総量 (g)	食塩相当量 (g)
魚のおかず																
サケのちゃんちゃん焼き	32	285	22.5	10.4	21.6	758	74	1.5	1.2	159	0.24	0.34	60	48	4.7	2.4
マグロのたたき風サラダ	32	179	23.2	6.6	5.5	574	41	1.5	0.7	139	0.14	0.12	20	40	1.5	1.8
カツオのソテー トマトソースがけ	34	237	22.6	11.6	9.5	589	30	2.0	0.9	46	0.17	0.19	12	48	1.6	0.8
キンメダイの煮つけ 竹の子添え	35	250	20.6	9.2	16.5	629	81	0.8	0.9	92	0.07	0.13	6	60	3.0	2.0
サワラのカレー味煮	36	270	20.2	8.2	24.1	913	50	1.8	1.4	166	0.20	0.40	58	49	3.6	1.7
サケのチーズ焼き セロリのマリネ添え	37	259	21.2	13.8	11.1	511	106	0.8	0.9	98	0.17	0.24	19	60	1.6	1.0
タイのソテー きのこソース	38	290	21.1	18.6	9.1	665	50	0.6	0.9	29	0.37	0.24	12	61	2.0	1.5
マグロの青じそ巻き フライ風	39	254	23.1	6.1	25.5	662	48	1.7	0.8	131	0.18	0.14	44	85	2.6	1.3
イワシのマリネ	40	285	17.0	19.3	8.8	480	79	1.7	1.1	43	0.06	0.31	45	52	1.3	1.3
メカジキのムニエル ごま入りマヨネーズソース	41	285	21.2	20.4	8.3	927	83	2.2	1.4	284	0.15	0.24	41	75	2.6	0.5
豆腐・卵のおかず																
スペイン風オムレツ	42	263	12.7	16.6	15.2	545	58	2.0	1.5	150	0.19	0.43	67	318	2.6	0.9
豆腐とカキの オイスターソースからめ	42	202	12.1	11.2	11.4	465	235	2.9	8.9	98	0.12	0.18	16	31	2.0	2.5
五目大豆煮 みそ風味	44	245	18.1	11.0	20.5	688	65	2.2	1.8	22	0.19	0.24	3	23	7.4	2.0
卵グラタン	45	143	7.4	8.3	7.6	282	35	1.1	0.8	77	0.08	0.23	3	216	0.5	0.7
豆腐のかば焼き風 キャベツの梅風味あえ添え	46	267	11.8	14.5	21.1	408	220	2.0	1.2	34	0.15	0.10	29	0	2.3	1.7
大豆とエビの 甘酢いため	47	246	22.5	9.8	16.7	866	172	2.9	2.3	187	0.26	0.18	21	90	6.1	1.2

料理名	掲載（ページ）	エネルギー（kcal）	たんぱく質（g）	脂質（g）	炭水化物（g）	カリウム（mg）	カルシウム（mg）	鉄（mg）	亜鉛（mg）	レチノール活性当量（μg）	ビタミンB1（mg）	ビタミンB2（mg）	ビタミンC（mg）	コレステロール（mg）	食物繊維総量（g）	食塩相当量（g）
野菜のおかず																
じゃが芋とパプリカのオイスターソースいため	48	69	1.3	2.1	11.6	291	6	0.4	0.2	24	0.06	0.05	67	0	1.4	0.5
もやしのカレー風味ソテー	49	60	5.7	2.4	2.9	144	14	0.6	0.7	2	0.22	0.08	6	13	1.3	0.5
刻みこんぶのいり煮	49	54	2.2	1.4	9.3	720	86	0.8	0.2	104	0.03	0.05	1	2	3.5	1.5
切り干し大根の煮浸し	50	42	2.5	0.3	8.8	538	89	1.2	0.4	78	0.11	0.11	14	0	3.2	0.7
なすとみょうがの漬物	50	29	1.3	1.2	4.4	200	41	0.5	0.3	5	0.05	0.05	3	1	2.1	1.0
温野菜のミモザサラダ	51	75	5.5	4.2	4.8	298	45	1.1	0.8	80	0.12	0.22	74	79	3.2	0.4
きゅうりとセロリの簡単ピクルス	51	26	0.6	0.1	6.1	209	23	0.2	0.2	15	0.03	0.02	12	0	0.9	0.3
オクラ納豆	52	70	5.2	2.7	7.4	312	59	1.1	0.7	16	0.06	0.17	4	0	3.5	0.3
れんこんのめんつゆ煮	52	55	1.8	1.2	10.5	303	12	0.4	0.3	0.8	0.07	0.05	24	0	1.7	0.8
キャベツのアンチョビーソテー	53	41	2.1	2.5	3.4	137	35	0.3	0.3	3	0.03	0.04	27	4	1.2	0.7
青梗菜《ちんげんさい》のとろみいため	53	46	0.9	3.1	4.1	280	101	1.1	0.3	170	0.03	0.08	24	0	1.3	1.1
ひじきとれんこんのサラダ	54	71	1.7	3.3	10.8	639	86	0.7	0.2	145	0.06	0.06	20	0	4.8	0.9
海藻サラダ	54	20	1.0	0.1	4.3	195	26	0.3	0.1	29	0.03	0.03	7	0	1.1	0.8
小松菜のからしじょうゆあえ	55	38	5.3	0.5	3.5	503	121	2.1	0.4	183	0.11	0.15	28	10	2.1	0.7
モロヘイヤのごま酢あえ	55	56	3.0	1.9	8.3	325	148	0.8	0.5	350	0.11	0.18	33	0	3.4	0.3
ごぼうのごま煮	56	62	2.1	1.7	10.2	205	68	0.8	0.6	0	0.05	0.04	2	0	3.6	0.5
にんじんとしらたきの明太子あえ	56	47	2.2	1.3	6.3	134	35	0.3	0.3	279	0.06	0.05	8	22	1.8	0.8
ゴーヤーのみそあえ	57	37	1.0	0.2	7.4	168	12	0.4	0.2	10	0.03	0.05	46	0	1.7	0.7
かぶのレモン漬け	57	17	0.7	0.1	3.9	205	52	0.4	0.1	35	0.03	0.04	26	0	1.3	0.3
ピーマンとシラスの煮浸し	57	40	2.1	0.2	5.3	115	22	0.3	0.2	20	0.02	0.02	30	12	0.9	0.8

料理名	掲載 (ページ)	エネルギー (kcal)	たんぱく質 (g)	脂質 (g)	炭水化物 (g)	カリウム (mg)	カルシウム (mg)	鉄 (mg)	亜鉛 (mg)	レチノール活性当量 (μg)	ビタミンB1 (mg)	ビタミンB2 (mg)	ビタミンC (mg)	コレステロール (mg)	食物繊維総量 (g)	食塩相当量 (g)
なべ・スープのおかず																
野菜たっぷりのボルシチ風	58	242	18.9	8.2	22.8	817	46	1.7	4.1	169	0.17	0.23	42	54	3.3	1.9
カレー風味のスープ	59	152	5.0	9.1	14.3	456	46	1.0	0.6	28	0.14	0.06	54	12	3.1	1.3
キャベツとツナの洋風みそ汁	59	96	11.7	2.1	8.9	358	52	1.2	0.6	7	0.07	0.05	27	17	2.3	2.1
豆乳スープ	60	123	8.3	5.7	10.1	466	74	1.9	0.8	6	0.14	0.11	11	8	1.8	1.1
カリフラワーのふわふわスープ	61	125	5.5	5.4	15.5	643	85	0.8	0.9	41	0.11	0.20	94	15	3.6	1.0
実だくさん汁	61	97	6.9	2.6	12.6	581	56	0.8	0.9	145	0.11	0.11	23	18	3.2	1.4
魚介と野菜のしゃぶしゃぶ	62	188	25.6	5.0	10.0	1411	91	2.0	2.3	224	0.26	0.32	20	100	3.1	1.6
鶏肉ちゃんこ	63	264	24.0	12.3	15.3	841	218	3.0	2.8	155	0.20	0.30	24	74	5.4	2.7
ごはん・めん類																
豚丼ソース味	64	486	24.4	9.2	70.4	553	42	1.5	3.0	5	0.87	0.25	8	53	2.8	1.4
マグロのちらしずし	64	394	24.0	1.9	64.7	458	36	1.4	1.6	89	0.23	0.10	10	35	2.5	1.2
牛肉とレタスのチャーハン	66	446	20.6	13.6	58.1	535	22	2.5	4.9	23	0.27	0.30	28	46	2.7	1.0
ウナギのかば焼きときゅうりの混ぜごはん	67	502	23.5	18.3	59.7	483	161	1.3	3.4	1222	0.75	0.63	11	184	2.2	1.8
鶏そば	68	434	25.1	4.5	71.9	683	62	3.0	2.7	25	0.23	0.30	12	56	7.3	4.4
トマト入りキーマカレー	69	566	23.3	18.8	73.1	869	74	4.0	4.4	80	0.54	0.25	28	58	5.9	2.0
焼きうどん	70	454	22.8	13.4	57.2	653	102	2.6	2.0	243	0.74	0.35	20	44	4.3	1.5
魚介とほうれん草のペペロンチーノ	71	441	26.8	8.2	60.0	731	91	2.3	2.7	186	0.25	0.19	19	207	3.6	1.0
ねぎたっぷり肉みそラーメン	72	518	21.8	14.4	68.0	659	44	1.4	2.1	9	0.42	0.19	7	47	3.2	4.3
キャベツとにらのビーフン	73	390	22.3	10.9	47.8	696	563	3.2	2.3	150	0.67	0.28	35	75	4.5	1.8

料理名	掲載（ページ）	エネルギー（kcal）	たんぱく質（g）	脂質（g）	炭水化物（g）	カリウム（mg）	カルシウム（mg）	鉄（mg）	亜鉛（mg）	レチノール活性当量（μg）	ビタミンB1（mg）	ビタミンB2（mg）	ビタミンC（mg）	コレステロール（mg）	食物繊維総量（g）	食塩相当量（g）
デザート																
小松菜とりんごのスムージー	74	69	4.2	0.3	13.7	460	187	1.6	0.5	131	0.1	0.22	24	3	1.7	0.1
さつま芋の茶きん絞り	75	84	0.9	0.2	20.2	265	26	0.4	0.2	2	0.06	0.03	15	0	1.2	0
豆乳ヨーグルトケーキ	75	98	5.5	1.6	15.7	214	68	0.9	0.4	1	0.04	0.08	2	2	0.4	0.1
ヨーグルトかん	76	76	3.0	0.6	15.4	156	103	0.2	0.3	14	0.04	0.14	3	4	1.3	0.1
トマトシャーベット	77	63	0.7	0.1	16.0	236	7	0.2	0.1	19	0.05	0.03	11	0	0.6	0
キウイシャーベット	77	62	0.8	0.1	15.8	232	26	0.2	0.1	5	0.01	0.02	55	0	2.0	0
お弁当																
和風ハンバーグ弁当	84	593	25.0	18.6	80.3	1015	84	3.3	4.7	202	0.63	0.43	96	99	7.6	2.0
ソース豚丼弁当	85	578	26.3	11.4	88.0	927	61	2.1	3.4	36	1.00	0.32	99	53	4.7	2.0
サケのちゃんちゃん焼き弁当	85	569	27.7	11.4	84.3	1124	142	2.4	2.4	194	0.41	0.41	117	48	7.9	2.7

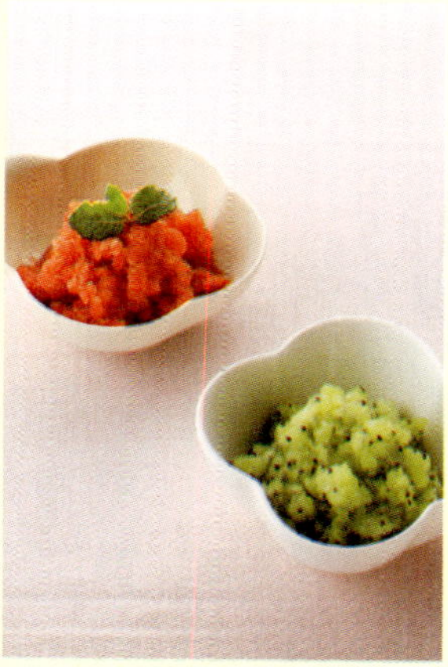

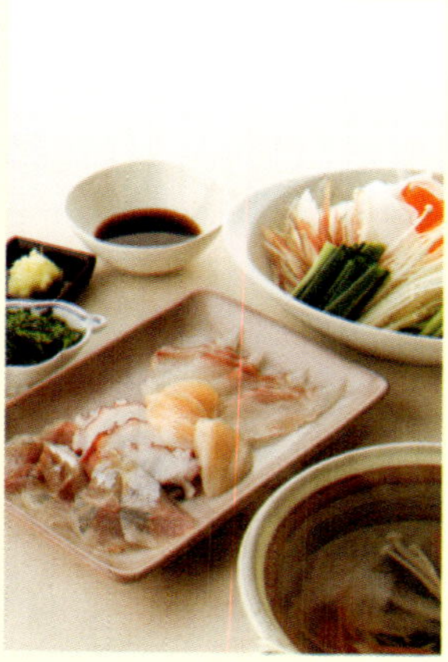

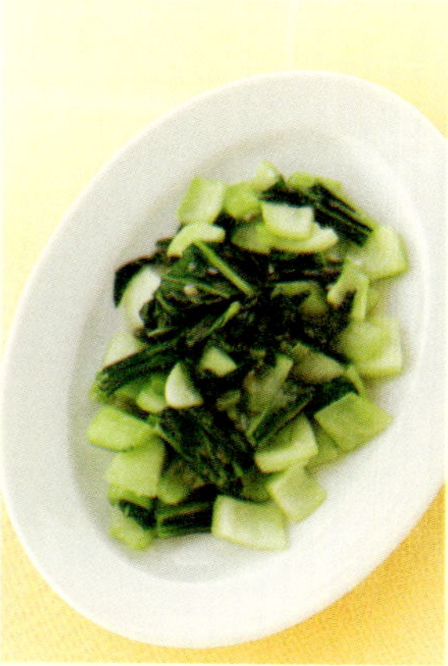

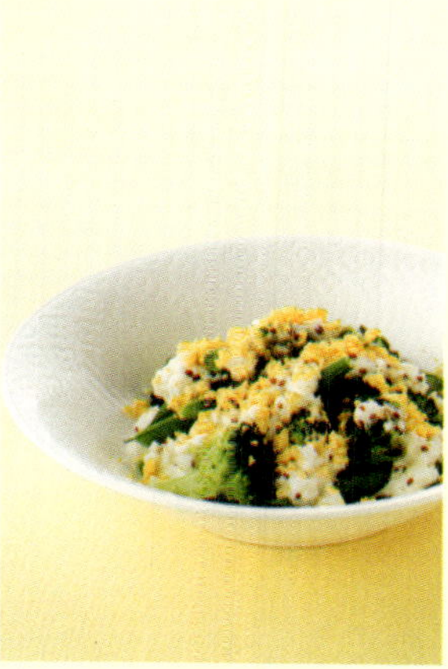

標準計量カップ・スプーンによる重量表（g） 実測値

食品名	小さじ（5mℓ）	大さじ（15mℓ）	カップ（200mℓ）
水・酒・酢	5	15	200
あら塩（並塩）	5	15	180
食塩・精製塩	6	18	240
しょうゆ（濃い口・うす口）	6	18	230
みそ（淡色辛みそ）	6	18	230
みそ（赤色辛みそ）	6	18	230
みりん	6	18	230
砂糖（上白糖）	3	9	130
グラニュー糖	4	12	180
はちみつ	7	21	280
メープルシロップ	7	21	280
ジャム	7	21	250
油・バター	4	12	180
ラード	4	12	170
ショートニング	4	12	160
生クリーム	5	15	200
マヨネーズ	4	12	190
ドレッシング	5	15	—
牛乳（普通牛乳）	5	15	210
ヨーグルト	5	15	210
脱脂粉乳	2	6	90
粉チーズ	2	6	90
トマトピュレ	6	18	230
トマトケチャップ	6	18	240
ウスターソース	6	18	240
中濃ソース	7	21	250
わさび（練り）	5	15	—
からし（練り）	5	15	—
粒マスタード	5	15	—
カレー粉	2	6	—

●あら塩（並塩） ミニスプーン（1mℓ）＝1.0g
●食塩・精製塩 ミニスプーン（1mℓ）＝1.2g
●しょうゆ ミニスプーン（1mℓ）＝1.2g

食品名	小さじ（5mℓ）	大さじ（15mℓ）	カップ（200mℓ）
豆板醤・甜麺醤	7	21	—
コチュジャン	7	21	—
オイスターソース	6	18	—
ナンプラー	6	18	—
めんつゆ（ストレート）	6	18	230
めんつゆ（3倍希釈）	7	21	240
ポン酢しょうゆ	6	18	—
焼き肉のたれ	6	18	—
顆粒だしのもと（和洋中）	3	9	—
小麦粉（薄力粉・強力粉）	3	9	110
小麦粉（全粒粉）	3	9	100
米粉	3	9	100
かたくり粉	3	9	130
上新粉	3	9	130
コーンスターチ	2	6	100
ペーキングパウダー	4	12	—
重曹	4	12	—
パン粉・生パン粉	1	3	40
すりごま	2	6	—
いりごま	2	6	—
練りごま	6	18	—
粉ゼラチン	3	9	—
煎茶・番茶・紅茶（茶葉）	2	6	—
抹茶	2	6	—
レギュラーコーヒー	2	6	—
ココア（純ココア）	2	6	—
米（胚芽精米・精白米・玄米）	—	—	170
米（もち米）	—	—	175
米（無洗米）	—	—	180

●胚芽精米・精白米・玄米1合（180mℓ）＝150g
●もち米1合（180mℓ）＝155g
●無洗米1合（180mℓ）＝160g

2017年1月改訂

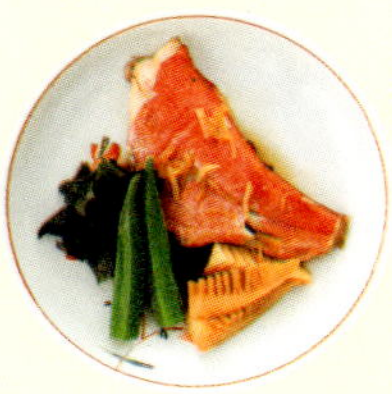

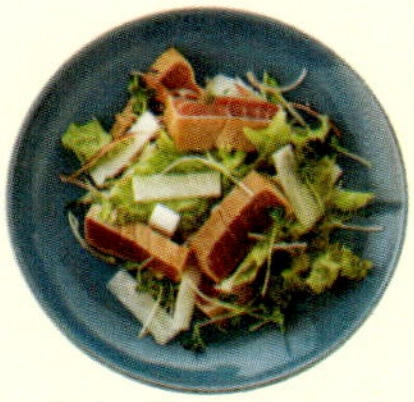

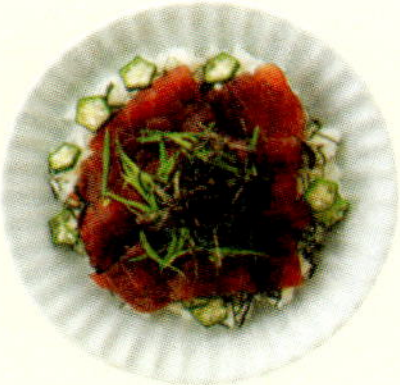

著者プロフィール

◎医療監修

加藤眞三（かとう・しんぞう）

医学博士。慶應義塾大学看護医療学部教授、内科医。1980年慶應義塾大学医学部卒業、同大学院医学研究科を修了後、ニューヨーク市立大学マウントサイナイ医学部研究員、東京都立広尾病院内科医長、内視鏡科科長、慶應義塾大学医学部・内科学専任講師を経て、現職。専門分野は健康科学、病態科学。特に消化器内科、肝臓病を専門とする。主な著書に『脂肪肝・NASH《ナッシュ》・アルコール性肝炎の安心ごはん』『慢性肝炎・肝硬変の安心ごはん』『胆石・胆のう炎・膵炎の安心ごはん』（以上、女子栄養大学出版部）、『患者の力：患者学で見つけた医療の新しい姿』（春秋社）など。

◎栄養指導・献立作成・栄養価計算

鈴木和子（すずき・かずこ）

東京家政大学非常勤講師、管理栄養士。

大木いづみ（おおき・いづみ）

慶應義塾大学病院食養管理室課長、管理栄養士。

◎ STAFF

- 料理作成・スタイリング／フード・アイ
- カバーデザイン／鈴木佳枝（Concent,Inc）
- 本文デザイン・DTP／春日井智子（ダグハウス）
- 撮影／岡田ナツ子
  相木　博（80～81、83ページの副菜）
  堀口隆志（82～83ページの弁当）
- イラスト／すぎやまえみこ
- データ作成／竹内冨貴子　カロニック・ダイエット・スタジオ（80～81、83ページの副菜）
  牧野直子（82～83ページの弁当）
- 校閲／くすのき舎
- 編集／小森かおる

食事療法おいしく続けるシリーズ
おかずレパートリー
脂肪肝・非アルコール性脂肪肝炎・アルコール性肝炎

2018年2月9日　初版第1刷発行

著者　加藤眞三、鈴木和子、大木いづみ
発行者　香川明夫
発行所　女子栄養大学出版部
〒170-8481　東京都豊島区駒込3-24-3
電話　03-3918-5411（営業）
03-3918-5301（編集）
ホームページ　http://www.eiyo21.com
振替　00160-3-84647
印刷所　凸版印刷株式会社
＊乱丁本・落丁本はお取り替えいたします。
＊本書の内容の無断転載・複写を禁じます。また本書を代行業者等の第三者に依頼して電子複製を行うことは一切認められておりません。

ISBN978-4-7895-1864-2
©Shinzo Kato, Kazuko Suzuki, Izumi Oki 2018
Printed in Japan